Kriegsgesetzgebung für Apotheker.

Übersichtlich dargestellt
nach Artikeln der
Pharmazeutischen Zeitung.

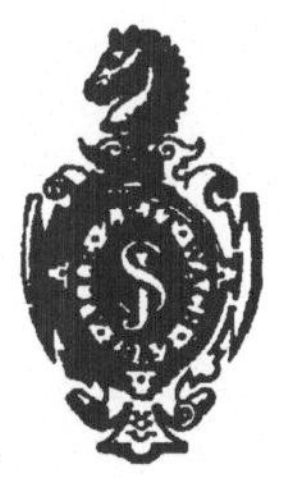

Springer-Verlag Berlin Heidelberg GmbH

1917.

ISBN 978-3-662-42145-1   ISBN 978-3-662-42412-4 (eBook)
DOI 10.1007/978-3-662-42412-4

Inhalt.

1.

Merkblatt
für den Apothekenbetrieb
zur Kriegszeit.

Das folgende Merkblatt ist nach dem gegenwärtigen Stande neu bearbeitet. In Klammern sind die Nummern der Pharm. Ztg. angegeben, in denen Näheres über den betreffenden Gegenstand mitgeteilt ist.

Beschlagnahmen.

Altgummi. Gummiabfälle und Regenerate (1916 Nr. 28).

Aluminium in fertigen, gebrauchten und ungebrauchten Gegenständen. Der einstweilige Weitergebrauch ist zugelassen (1917 Nr. 19 und 40).

Calcium-Carbid (1917 Nr. 5).

Chemikalien. Salpeterstickstoff, Toluol, Japankampfer, Glycerin, Schwefel, Chlor. Jede Menge. Hierzu gehören: S a l p e t e r s t i c k - s t o f f in reinen, unreinen und gemischten salpetersauren und salpetrigsauren Salzen von Natrium. Kalium, Calcium, Ammonium, Baryum, Strontium, in reiner, unreiner (z. B. Abfallsäure) und gemischter Salpetersäure jeder Grädigkeit. T o l u o l in rohem, gereinigtem, reinem Toluol. J a p a n k a m p f e r in Japankampfer jeder Aufbereitung, Reinheit und Form, gleichgültig, wo die Aufbereitung stattgefunden hat. G l y c e r i n in reinem. unreinem und gemischtem Glycerin mit 20 p. c. und mehr Reingehalt. S c h w e f e l in Schwefel und Schwefelkies aller Art, in Zinkblende, in schwefliger Säure, in reiner, unreiner (z. B. Abfallsäure) und gemischter rauchender und wässeriger Schwefelsäure jeder Grädigkeit. C h l o r in flüssigem und gasförmigem Zustand, in

Chlorkalk, in Lösungen von unterchloriger Säure und ihren Salzen, in reinen, unreinen und gemischten chlorsauren und überchlorsauren Salzen von Kalium, Natrium, Ammonium, Baryum (1916 Nr. 19).

Kakao. Kakaopulver, Kakaobutter, Haferkakao und Nährkakao aller Art, Schokoladen aller Art, ausgenommen Mengen von weniger als 10 kg jeder Warengattung (1916 Nr. 99).

Kork und Korkfabrikate, darunter neue und gebrauchte Korkstopfen, ausgenommen Vorräte an neuen Korkstopfen unter 25 kg und an gebrauchten unter 50 kg. Zugelassen sind Weiterverwendung sowie Veräußerung bis zu 10 p. c. der am 1. März 1917 vorhandenen Bestände (1917 Nr. 19). Freigabeanträge zu richten an die Kriegswirtschafts A.-G. Berlin W. 50, Nürnberger Platz 1. Formulare liefert die Zentralstelle für Kriegsbeute Berlin W. 66, Leipziger Straße 5 (1917 Nr. 39).

Kupfer in Fertigfabrikaten, die in Gewerbebetrieben benutzt werden, u. a. Feuerbuchsen, Destillations-, Extraktionsapparate und Kühlvorrichtungen, sofern das Kupfergewicht der Bestände 150 kg übersteigt (1916 Nr. 14).

Metalle. Kupfer (auch Kupfervitriol) über 150 kg, Nickel über 20 kg, Zinn über 100 kg, Aluminium über 50 kg. Antimon über 50 kg, Hartblei über 600 kg (1916 Nr. 14). Eine Übersicht über die Bestimmungen der allgemeinen Metallbeschlagnahme kann unentgeltlich von der Metallmeldestelle der K. R. A. des Kriegsministeriums Berlin W. 9, Potsdamer Straße 10/11, bezogen werden.

Öle und Fette. Absatzbeschränkung für die am 11. November 1915 mindestens 1000 kg betragenden Vorräte (1915 Nr. 91).

Platin, auch in Form von Blechen, Drähten, Tiegeln, Schalen, Laboratoriumsgeräten, sowie in Salzen und Lösungen. Zulässig bleibt die Weiterbenutzung im eigenen Betriebe und die Verwendung für medizinische (aber nicht zahnärztliche) Zwecke (1916 Nr. 72).

Schmiermittel. Zu Schmierzwecken geeignete Mineralöle, Mineralölerzeugnisse, Mineralölrückstände und Starrschmieren, auch Natur- und Kunstvaselin, Vaselinöl, flüssiges Paraffin. Zulässig bleibt Verkauf und Lieferung auf Freigabeschein.

Letztere zu beantragen bei der Kriegsschmieröl-Gesellschaft Berlin W. 8, Kanonierstraße 29/30 (1916 Nr. 74, 75, 77, 82, 84 und 101).

Buchführung.

Branntwein. Nur in solchen Apotheken, die Großhandel mit Branntwein oder Großherstellung branntweinhaltiger Präparate betreiben (1917 Nr. 27).

Calcium-Carbid bei Mengen über 50 kg (1917 Nr. 5).

Chemikalien. Salpeterstickstoff, Toluol, Japankampfer, Glycerin, Schwefel, Chlor (Begriffserläuterung s. unter „Beschlagnahmen"). Jede Menge. Auch Aktenhaltung (1916 Nr. 19).

Drogen und Chemikalien. Salvarsan und Neosalvarsan bei Mengen über je 50 Röhrchen, Chinin und Chininsalze über je 10 kg. Bromkalium und Bromnatrium über je 100 kg, Morphin und Morphinsalze über je 2 kg. Codein und Codeinsalze über je 1 kg. Cocain und Cocainsalze über je 1 kg. Perubalsam über 10 kg. Acetylsalicylsäure und Aspirin über je 50 kg. Pyramidon über 5 kg (1917 Nr. 22 und 23).

Holzverkohlungserzeugnisse und andere Chemikalien. Holzgeist, Methylakohol, Vor-, Mittel- und Nachläufe von Holzgeist, essigsaurer Kalk, Aceton, Vor- und Nachläufe von Aceton. Essigsäure, Essigäther. Formaldehyd, Paraformaldehyd, Amyalcetat, künstlicher Kampfer, Borsäure, Borax, perborsaure Salze, Bor in Erzen und Erden, sämtlich bei Vorhandensein bestimmter großer Mengen (1917, Nr. 45).

Kakao und Schokolade, auch Kakaobutter über Mengen von 25 kg und mehr jeder Warengattung (1916 Nr. 49).

Kautschuk. Chirurgische und andere Waren aus Kautschuk, Gummi, Guttapercha, Balata und Asbest (1916 Nr. 14).

Kork und Korkfabrikate, darunter neue und gebrauchte Korkstopfen, ausgenommen Vorräte an neuen Korkstopfen unter 25 kg und an gebrauchten unter 50 kg (1917 Nr. 19).

Kupfer in Fertigfabrikaten, die in Gewerbebetrieben benutzt werden. z. B. Destillations- und Extraktionsapparate, Kühl- und Heizvorrichtungen usw., sofern das Kupfergewicht der Bestände 150 kg übersteigt (1916 Nr. 14).

— 4 —

Metalle. Kupfer (auch Kupfervitriol) über
150 kg, Nickel über 20 kg, Zinn über 100 kg,
Aluminium über 50 kg. Antimon über 50 kg, Hartblei über 600 kg (1916 Nr. 14).

Opium, Morphin und die übrigen Opiumalkaloide, Cocain und analoge Ecgoninverbindungen
sowie deren Verbindungen und Zubereitungen.
Beim Großhandel in Preußen, Anhalt und Sachsen-
Meiningen (1917 Nr. 36 und 43).

Platin, auch in Form von Blechen, Drähten,
Tiegeln, Schalen, Laboratoriumsgeräten. sowie in
Salzen und Lösungen (1916 Nr. 72).

Schmiermittel. Zu Schmierzwecken geeignete
Mineralöle, Mineralölerzeugnisse, Mineralölrückstände und Starrschmieren, auch Natur- und Kunstvaselin, Vaselinöl, flüssiges Paraffin, sofern die
Gesamtmenge aller Schmiermittel 500 kg übersteigt oder sofern die Mineralöle usw. auf Grund
eines Freigabescheins bezogen sind (1916 Nr. 78
und 84).

Seife, Seifenpulver und andere fetthaltige
Waschmittel. Über Bezug und monatlichen Ab-
satz in Bayern, Hamburg, Mecklenburg-Schwerin,
Preußen, Sachsen-Weimar und Württemberg (1916
Nr. 88 und 92, 1917 Nr. 9, 15, 23 und 40).

Bestimmte Vorschriften über die Art und Form
der Buchführung sind (abgesehen von der Seifen-
kontrolle in Berlin, 1917 Nr. 34) zumeist
nicht gegeben. Es soll nur aus den
Büchern zu ersehen sein: jede Änderung
der Vorratsmengen und ihre Verwendung.
Danach sind einzutragen: der Bestand bei Ein-
richtung des Buches, sowie die fortlaufenden Zu-
gänge und Abgänge und deren Verwendungs-
zweck. Angesichts der Eigenart des Apothekenbetriebes wird es aber nicht nötig sein, jede einzelne Verwendung einer kleinen Menge zu
buchen, sondern es dürfte genügen, den Gesamtverbrauch innerhalb bestimmter Zeiträume
(Woche oder Monat) unter kurzer Angabe des
Verwendungszwecks (Rezeptur, Handverkauf,
Darstellung von . . . .) einzutragen.

Höchstpreise.

Apfel- und Birnenwein. 1 Flasche 80 Pf.
(1917 Nr. 29).

Benzin. Die Preisbestimmungen der Arzneitaxe werden nicht berührt (1916 Nr. 45, 58 und 63).

Benzol und Solventnaphtha. Diejenigen Mengen Reinbenzol, Reinxylol usw., die zu pharmazeutischen Zwecken freigegeben werden, unterliegen den Preisbestimmungen der Arzneitaxe (1915 Nr. 64, 1916 Nr. 89).

Blei (1916 Nr. 28).

Cumaronharz (1916 Nr. 83).

Eichenrinde (1917 Nr. 24).

Gold (1917 Nr. 14).

Hafermehl und andere Hafernährpräparate (1916 Nr. 90).

Honig für Bayern (1916 Nr. 72 und 76).

Kalisalze (1917 Nr. 12).

Kunsthonig (1916 Nr. 94).

Metalle (Kupfer, Messing. Bronze, Rotguß, Aluminium, Nickel, Antimon und Zinn). Antimon. crud. (Schwefelantimon mit mindestens 68 p. c. Antimongehalt) 60 M. für 100 kg (1916 Nr. 63 und 65).

Petroleum (1915, Nr. 56).

Salatöl-Ersatzmittel für Hessen (1917 Nr. 3 und 35).

Schwefelsäure und Oleum (1916 Nr. 30 und 89).

Seife und Seifenpulver. K.-A.-Seife: 40 Pf für 100 g, K.-A.-Seifenpulver: 30 Pf. für 250 g, Feinseife 12 M. für 1 kg, ferner Kernseife und Schmierseife (1916 Nr. 61. 1917 Nr. 38).

Soda (1916 Nr. 45, 54 und 103).

Spiritus. Preisfestsetzungen für Lieferung an Apotheken (1917 Nr. 22).

Süßstoff. 1 Röhrchen Tabletten 25 Pf., 1 Schachtel mit 10 Röhrchen 2 M., 1 Röhrchen mit 5 g Kristallsaccharin 1 M. (1917 Nr. 4 und 19).

Verbandstoffe. Im Verkehr mit Wiederverkäufern (1916 Nr. 63).

Wasch- und Reinigungsmittel. fettlose (1917 Nr. 34).

Weizengrieß. Beim Verkauf an Verbraucher 56 Pf. pro Kilo (1916 Nr. 91).

Zink und Zinklegierungen (1917 Nr. 10).

Zündwaren (1916 Nr. 103).

Ferner die allgemeinen Verordnungen gegen übermäßige Preisforderung für Gegenstände des täglichen Bedarfs und des Kriegsbedarfs (1916, Nr. 32 und 71) sowie gegen die nachträgliche

Preiserhöhung von Gegenständen des täglichen Bedarfs, die zum Weiterverkauf unter Festsetzung eines Kleinverkaufspreises geliefert worden sind (1916 Nr. 42 und 51). Ein alphabetisches Verzeichnis der Gegenstände, für welche reichsgesetzliche Höchstpreise vorgeschrieben und im Reichsgesetzblatt oder im Zentralblatt für das Deutsche Reich veröffentlicht worden sind, ist im Verlag von Georg Nauck (Fritz Rühe), Berlin SW. 68, Charlottenstraße 74/75, von der Volkswirtschaftlichen Abteilung des Kriegsernährungsamtes herausgegeben worden.

Meldungen.

Calcium-Carbid bei Mengen über 50 kg. Bis zum 6. jeden Monats an die Kriegschemikalien-Akt.-Ges. Abt. C a., Berlin W. 9, Köthener Str. 1 bis 4 (1917 Nr. 5).

Chemikalien. Salpeterstickstoff von 75 kg ab, Toluol von 20 kg ab, Japankampfer von 20 kg ab, Glycerin von 50 kg ab, Schwefel von 1500 kg ab, Chlor von 125 kg ab (Begriffserläuterung s. unter „Beschlagnahmen"). Bis zum 10. jeden Monats an die Kriegschemikalien-Akt.-Ges., Berlin W. 9, Köthener Straße 1—2 (1916 Nr. 19).

Drogen und Erzeugnisse aus Drogen. 125 verschiedene Arten von Drogen, Chemikalien und pharmazeutischen Zubereitungen bei Vorhandensein bestimmter Mengen. Ausgenommen sind Vorräte in Form von Pillen, Pastillen, Tabletten usw der Klasse 1 a bis 53 e. Bis zum 1. April und 1. Oktober jeden Jahres an die Medizinalabteilung des Preußischen Kriegsministeriums, Berlin W. 9, Leipziger Platz 17 (1917 Nr. 22 und 23).

Holzverkohlungserzeugnisse und andere Chemikalien. Holzgeist, Methylakohol, Vor-, Mittel- und Nachläufe von Holzgeist. essigsaurer Kalk. Aceton. Vor- und Nachläufe von Aceton, Essigsäure. Essigäther. Formaldehyd, Paraformaldehyd, Amylacetat. künstlicher Kampfer, Borsäure. Borax, perborsaure Salze, Bor in Erzen und Erden, sämtlich bei Vorhandensein bestimmter großer Mengen. Bis 10. Juni und 10. Dezember jeden Jahres an die Kriegsrohstoffabteilung (Sekt. Ch.) des Preußischen Kriegsministeriums, Berlin SW. 48. Verl. Hedemannstraße 10 (1917. Nr. 45).

Kautschuk. Chirurgische und andere Waren aus Kautschuk, Gummi, Guttapercha, Balata und Asbest. Bis zum 10. jeden graden Monats (Februar, April, Juni usw.) an die Kautschuk-Meldestelle der Kriegs-Rohstoff-Abteilung des Kriegsministeriums, Berlin W. 9, Potsdamer Straße 10/11 (1916 Nr. 14).

Metalle. Kupfer (auch Kupfervitriol) über 150 kg, Nickel über 20 kg, Zinn über 100 kg, Aluminium über 50 kg, Antimon über 50 kg, Hartblei über 600 kg bis zum 15. jeden ungraden Monats (Januar, März, Mai usw.) an die Metall-Meldestelle der Kriegs-Rohstoff-Abteilung des Kriegsministeriums, Berlin W. 9, Potsdamer Straße 10/11 (1916 Nr. 14).

Ölfrüchte aus Raps. Rübsen, Hederich. Ravison, Sonnenblumen. weißem und braunem Senf, Dotter, Mohn, Lein und Hanf. Bis zum 5. jeden Vierteljahres an den Kriegsausschuß für pflanzliche und tierische Öle und Fette G. m. b. H. in Berlin NW. 7. Unter den Linden 68.

Platin, auch in Form von Blechen, Drähten, Tiegeln, Schalen, Laboratoriumsgeräten. sowie in Salzen und Lösungen, sofern der Platingehalt aller Bestände mehr beträgt als 10 g. Bis zum 15. jeden ungraden Monats (Januar, März, Mai usw.) an die Metall-Mobilmachungsstelle der Kriegs-Rohstoff-Abteilung des Kriegsministeriums, Berlin SW. 48. Wilhelmstraße 20 (1916 Nr. 72).

Schmiermittel. Zu Schmierzwecken geeignete Mineralöle. Mineralölerzeugnisse. Mineralölrückstände und Starrschmieren. auch Natur- und Kunstvaselin, Vaselinöl, flüssiges Paraffin, sofern die Gesamtmenge aller Schmiermittel 500 kg oder mehr beträgt. Bis zum 10. jeden Monats an die Kriegsschmieröl-Gesellschaft. Berlin W. 8, Kanonierstraße 29/30 (1916 Nr. 78 und 84).

Verkehrsbeschränkungen.

Alkoholhaltige Feldpostpakete. Zahlreiche Ankündigungsverbote (1917 Nr. 21). S Seite 28

Ankündigung von Arzneimitteln und Heilmethoden. Zahlreiche einzelne Beschränkungen und Verbote (1917 Nr. 20 und 21). S. auch unter „Arzneimittelhandel" und Seite 19.

Arzneilieferung für Militärbehörden im XVII. A. K. Verbot, hierbei höhere Preise zu fordern, ·als sie nach den allgemein gültigen

Grundsätzen für Krankenkassen zulässig sind (1917 Nr. 28).

Arzneimittel. Allgemeine Verkehrsbeschränkungen s. unter Ankündigung, Arzneilieferung, Arzneimittelhandel, Ausfuhr, Heilmittel. Kampfer, Öle und Fette, Schweineschmalz.

Arzneimittelhandel. Der Groß- und Zwischenhandel mit Arzneimitteln unterliegt, soweit er nicht schon vor dem 1. August 1914 ausgeübt worden ist, der Erlaubnis. Verbot, in Zeitungsinseraten sich ohne behördliche Erlaubnis zum Erwerbe von Arzneimitteln zu erbieten, zur Abgabe von Preisangeboten auf Arzneimittel aufzufordern, bei Ankündigungen über Veräußerung von Arzneimitteln Preise anzugeben (1917 Nr. 26, 27 u. 28). Behörden, welche die Erlaubnis erteilen (1917 Nr. 38 und 39). S. Seite 45.

Aspirin als Liebesgabe. Ankündigungsverbote im I. und VI. Armeekorps S. Seite 21 und 23.

Ausfuhr. Verboten ist die Ausfuhr und Durchfuhr aller Arznei- und Verbandmittel, chemischen und pharmazeutischen Erzeugnisse, ferner von kosmetischen Mitteln, Riechstoffen usw. (1915 Nr. 71, 1916 Nr. 59 u. 100). Ausfuhrbewilligungen in einzelnen Fällen durch die Zentralstelle für Ausfuhrbewilligungen für die chemische Industrie, Berlin W. 10, Sigismundstraße 3 (1916 Nr. 18). Zugelassen ist die Arzneiausfuhr an österreichische Grenzbewohner (1916 Nr. 94).

Bienenwachs. Lieferungspflicht an die Kriegsschmieröl-Gesellschaft m. b. H. in Berlin auf deren Verlangen. Anzeigepflicht bei Einfuhr aus dem Auslande (1917 Nr. 29).

Borax. Bei der Lieferung von Borax durch die Hageda wird den Apothekern zur Pflicht gemacht, ihn nur zu medizinischen Zwecken, nicht als Waschmittel oder für technische Zwecke, zu verwenden.

Branntwein. a. Zahlreiche einzelne Verordnungen mit weitgehenden Beschränkungen der Abgabe von Trinkbranntwein und Spiritus (1915 Nr. 86). b. Verbot, den von der Spirituszentrale bezogenen Branntwein zu anderen als den im Bestellschein angegebenen Zwecken zu benutzen. Zur Arzneimittelherstellung gehören auch die nicht offizinellen Heilmittel. Unverarbeiteten Branntwein dürfen die Apotheker nur abgeben: in Mengen von nicht mehr als 2 l im Einzelfalle an Ärzte,

Zahnärzte, Tierärzte und Hebammen sowie auf ärztliches, zahnärztliches oder tierärztliches R e - z e p t (1915 Nr. 58, 1916 Nr. 32 und 36, 1917 Nr. 8). c. Spiritusversorgung der Apotheken erfolgt nach dem Bedarf des Betriebsjahres 1913/14 (1917 Nr. 8 und 22). d. Lieferung von Brennspiritus an klei\%ere Apotheken (1916 Nr. 84). e. Bestimmungen über den Verkehr mit Brennspiritus (Flaschenspiritus). Abgabe erfolgt zum Preise von 55 Pf. pro Liter gegen Bezugsmarken nur zu Kochzwecken, und von 1,50 M. pro Liter ohne Marken (1916 Nr. 42 und 88, 1917 Nr. 37). S. Seite 33.

Chemikalien. Salpeterstickstoff, Toluol, Japankampfer, Glycerin. Schwefel, Chlor (Begriffserläuterung s. unter „Beschlagnahmen"). a. V e r - k a u f und Lieferung (Versand) im Inlande ist bei Salpeterstickstoff. Toluol, Schwefel und Chlor ohne Erlaubnisschein gestattet. Bei Japankampfer und Glycerin nur auf Grund von Erlaubnisscheinen, falls die monatliche Gesamtmenge mehr beträgt als 0,5 kg Kampferinhalt. bzw. 1 kg Glycerininhalt, b. Verarbeitung und V e r b r a u c h ist nur auf Grund von Erlaubnisscheinen gestattet, es sei denn, daß der monatliche Gesamtverbrauch kleiner ist als 1 kg Salpeterstickstoff, 1 kg Toluol, 0,05 kg Kampfer, 0,1 kg Glycerin, 50 kg Schwefel, 25 kg Chlor (1916 Nr. 19). D e r A p o t h e k e r i s t „V e r b r a u c h e r", für ihn gelten also die Angaben unter b. Die Anträge für die Erlaubnisscheine sind bis zum zweiten Tage des einem Zuteilungszeitraume voraufgehenden Monats bei den V e r t r a u e n s m ä n n e r n einzureichen. Vertrauensmänner sind für Salpeter: Geh. Rat Dr. Oppenheim. Kriegschemikalien - Akt. - Ges., Verteilungsstelle für Stickstoff, Berlin W. 9, Köthener Straße 1—4; für Toluol: Geh. Ober - Reg. - Rat Mente. Kriegschemikalien-Akt.-Ges.; für Japankampfer und Glycerin: Hageda. Handelsgesellschaft Deutscher Apotheker; für Schwefel: für Ost: Direktor Viett, für West: Generaldirektor Plieninger, Kriegschemikalien-Akt.-Ges., Verteilungsstelle für Schwefelinhalt, Berlin W. 8, Kanonierstraße 45; für Chlor: Generaldirektor Plieninger, Chlorkommission der Kriegschemikalien-Akt.-Ges., Frankfurt a. M., Gutleutstraße 31. Die Lieferung von Glycerin, Japankampfer, Salpeter, Schwefel an Apotheken ist der Hageda übertragen. Bei der

Lieferung von Glycerin wird den Apothekern zur
Pflicht gemacht, dasselbe nur auf ärztliches Rezept (gleichviel ob zu innerlichem oder äußer-
lichem Gebrauch) abzugeben, bei der Lieferung
von Salpeter, denselben nur zu medizinischen
Zwecken, nicht zum Pökeln von Fleisch zu verwenden. Umrechnungstafeln für Schwe-
fel (1915 Nr. 70), für Salpeterstickstoff und Chlor
(1916 Nr. 28).

Chlor s. Chemikalien.

Cocain s. Opium.

Desinfektionsmittel. Verboten ist die Her-
stellung (außer von Kresolseifenlösung) unter
Verwendung pflanzlicher oder tierischer Öle und
Fette (1916 Nr. 37, 39 und 42).

Einfuhr. Verboten ist die Einfuhr künstlicher
Riechstoffe sowie von Riech- und Schönheitsmitteln
(1916 Nr. 18 und 19). Ferner von Geheimmitteln
(1916 Nr. 92 und 101). Die Einfuhr aller sonstiger Waren ist nur mit Genehmigung des Reichs-
kommissars für Ein- und Ausfuhrbewilligung zulässig (1917 Nr. 6).

Ersatzmittel. Konzessionspflicht in Baden,
Elsaß-Lothringen und Bayern, Meldepflicht in
Sachsen und Württemberg (1917 Nr. 11, 20, 23, 27,
29 und 39). Einwirkung der Verordnungen auf
Apotheken (1917 Nr. 32, 33 und 35).

Fette s. Öle u. Fette sowie Schweineschmalz.

Franzbranntwein. Verbot der Herstellung
aus dem für Heilmittel freigegebenen Alkohol
(1916 Nr. 101).

Geheimmittel. Einfuhr verboten (1916 Nr. 92
und 101).

Geschäftsschluß. Apotheken sind von dem
Sieben-Uhr-Geschäftsschluß ausgenommen (1916
Nr. 101).

Gifthafer. Herstellungsverbot in Bayern
(1917 Nr. 7).

Giftweizen. Herstellungsverbot in Bayern und
Elsaß-Lothringen (1915 Nr. 91, 1916 Nr. 21 und
82).

Glycerin s. Chemikalien.

Gummisauger. Lieferungszwang der aus dem
Ausland eingeführten Gummisauger an die Handelsgesellschaft Deutscher Apotheker, welche sie
den Verbrauchern durch die Apotheken zuzuführen hat. Abgabe in Apotheken nur gegen Vorzei-
gung des Geburtsscheines und nur für nicht

über ein Jahr alte Kinder, für ein Kind das erste-
Mal nicht mehr als zwei Sauger, fernerhin nur
gegen Rückgabe der früher bezogenen. Bestellung nur bei Hageda-Berlin (1916 Nr. 64).

Haferpräparate und Gerstenmehl. Abgabe in
Sachsen nur auf ärztliches Rezept unter Aufbewahrung der Rezepte (1917 Nr. 37). Anderwärts
in ähnlicher Weise durch die Kommunalbehörden
geregelt (1917 Nr. 17).

Harlemer Öl. Ankündigungs- und Vertriebsverbot im VII. Armeekorps (1916 Nr. 43).

Harze. Rohharz, das sich zur Herstellung
von Kolophonium eignet, sowie Kolophonium,
Schellack, Traganth, Mastix, Gummi arabicum,
Gummi-Gutti, Carnaubawachs, Japanwachs, chine-
sisches Wachs. Lieferungspflicht für Vorräte
von 10 kg und mehr an den Kriegsausschuß für
pflanzliche und tierische Öle und Fette. Anzeigepflicht bei Einfuhr aus dem Auslande. Verbot
der gewerblichen Verarbeitung von Rohharz ohne
Zustimmung des Kriegsausschusses (1916 Nr. 74,
1917 Nr. 9 und 10).

Heilmittel gegen Geschlechtskrankheiten,
Abtreibungs-, antikonzeptionelle Mittel u. dergl.
Zahlreiche einzelne Verkehrsbeschränkungen betr.
Ankündigung und Abgabe. S. Seite 19.

Honig. Verkehrsregelung in Bayern (1916
Nr. 47).

Japankampfer s. Chemikalien und Kampfer.

Kakaoschalen. Verkehrsverbot für gepulverte
Kakaoschalen oder Erzeugnisse, die mit gepulver-
ten Kakaoschalen vermischt sind (1915 Nr. 68).

Kampfer, natürlicher. Verwendung nur zur
Herstellung von Arzneien oder Arzneimitteln für
den inneren Gebrauch bei Menschen einschließlich
Einspritzungen unter die Haut und in die Blutbahn. Abgabe nur auf jedesmal erneutes Rezept
eines Arztes oder Zahnarztes. Für alle anderen
arzneilichen Zwecke ist künstlicher (synthetischer)
Kampfer zu verwenden (1917 Nr. 15 und 16). S
auch unter Chemikalien.

Kampferöle. Abgabe nur auf Rezept eines
Arztes zur subkutanen Einspritzung (1916 Nr. 37).

Kartoffelstärkemehl. Verteilungsstelle bei
der Hageda-Berlin. Freigabe nur für innerlich
anzuwendende Heilmittel (1917 Nr. 8 und 10).

Kinder- und Kraftmehle unterliegen keiner
Abgabebeschränkung (1915 Nr. 57 und 67).

Knochen, Knochenerzeugnisse und Knochenfette, Wollfett und Tran usw. Lieferungspflicht bei Anfall von 100 Kilo an den Kriegsausschuß für pflanzliche und tierische Öle und Fette G. m. b. H. in Berlin (1917 Nr. 16).

Kosmetische Mittel. Verboten: a. die Ausfuhr, Durchfuhr und Einfuhr (1916 Nr. 18, 19 und 59), b. die Herstellung unter Verwendung pflanzlicher und tierischer Öle und Fette sowie von Wollfett und Zucker (1916 Nr. 37, 39, 42 und 82).

Kresolseifenlösung D. A.-B. Abgabe nur in Apotheken und nur auf Rezept eines beamteten Arztes an Hebammen (1916 Nr. 37 und 72).

Mineralöle, Paraffin, Montanwachs, Erdwachs, sowie mineralisches Rohöl und Erzeugnisse daraus. Lieferungspflicht bei Einfuhr aus dem Auslande oder bei Besitz im Inland an die Kriegsschmieröl-Gesellschaft m. b. H. (1917 Nr. 7 und 18).

Morphin s. Opium.

Nährmittel, diätetische. Äußere Kennzeichnung der Packungen (Angabe von Firma, Inhalt und Preis) und Verbot der Beseitigung oder Unkenntlichmachung einer Preisangabe durch Überklebezettel (1916 Nr. 44, 45, 49, 56, 57, 62 und 79).

Natriumhydroxyd (Ätznatron, Seifenstein) und Natronlauge. Abgabe in Anhalt, Braunschweig, Mecklenburg-Schwerin, Sachsen-Gotha und Württemberg zu gewerblichen usw. Zwecken nur gegen polizeilichen Erlaubnisschein (1917 Nr. 28, 36, 37 und 39).

Noordyl. Vertriebsverbot für Berlin und Brandenburg (1917 Nr. 9).

Öle und Fette, pflanzliche und tierische. Verboten zur Herstellung: a. von äußerlichen Arzneimitteln, kosmetischen Mitteln, Desinfektionsmitteln sowie Seifen und anderen Waschmitteln (außer Kresolseifenlösung, Kampferöle und Seifenspiritus) (1916 Nr. 4, 37, 39, 42 und 61). b. zu zahlreichen technischen Zwecken (1916 Nr. 84). Verteilungsstellen für Apotheken sind die Hageda und der Verein der Drogen- und Chemikalien-Großhändler. Freigabe nur für zugelassene medizinische Zwecke (1916 Nr. 7). S. auch Speiseöle und Schweineschmalz.

Ölfrüchte aus Raps, Rübsen, Hederich, Ravison, Sonnenblumen, weißem und braunem Senf, Dotter, Mohn, Lein und Hanf. Lieferungspflicht an den Kriegsausschuß für pflanzliche und tierische Öle und Fette, ausgenommen Leinsamen bis 5 Doppelzentner.

Öl- und Fettsäuren, aus pflanzlichen oder tierischen Ölen und Fetten gewonnene. Verboten zur Herstellung von Seifen und anderen Waschmitteln (1916 Nr. 61).

Opium, Morphin und die übrigen Opiumalkaloide, Cocain und analog zusammengesetzte Ecgoninverbindungen sowie deren Verbindungen und Zubereitungen. Abgabe außerhalb des Großhandels nur in Apotheken und nur als Heilmittel, im Großhandel nur an Apotheken und an mit Erlaubnisschein versehene Personen (1917 Nr. 25. 28 und 36). Behörden, welche die Erlaubnis erteilen (1917 Nr. 40).

Petroleum. Abgabeverbot vom 1. April bis 31. August 1917 zu Leuchtzwecken an Wiederverkäufer und vom 1. Mai bis 31. August 1917 auch an Verbraucher (1917 Nr. 24).

Plagin. Zahlreiche Verbote (1916 Nr. 31).

Salpeter s. Chemikalien.

Salvarsan. Verkehrsbeschränkung im II. A. K. Apothekenbesitzer dürfen Salvarsan nur an Ärzte oder Tierärzte abgeben, Ärzte und Tierärzte es nur zu Heilzwecken verwenden. Ein- und Ausfuhr in und aus dem Korpsbereich nur mit Zustimmung des Generalkommandos (1917 Nr. 20).

Schmierseife (Sapo kalinus venalis). Abgabe verboten (1916 Nr. 61).

Schwefel s. Chemikalien.

Schweineschmalz, Butter, Margarine, Speck, Rinder- und Schaffett usw. Verboten zu allen technischen Zwecken einschließlich Heilmittel (1916 Nr. 4 und 61).

Seife. Verboten: a. Die Verwendung von Mehl zur Herstellung von Seife (1915 Nr. 16); b. die Verwendung pflanzlicher und tierischer Öle und Fette sowie daraus gewonnener Öl- und Fettsäuren zur Herstellung von Seife und anderen Waschmitteln (1916 Nr. 61); c. die Abgabe von Seifen, auch medizinischen, und anderen fetthaltigen Waschmitteln anders als gegen Seifenkarte bis 50 g pro Monat; d. die Abgabe von Schmierseife (Sapo kalinus venalis) (1916 Nr. 61), doch darf auf Zusatzseifenkarten für Kranke und Krankenhäuser statt K.-A.-Seife Kaliseife abgegeben werden (1916 Nr. 102). S. auch Soda.

Soda, Seife und sonstige Waschmittel. Vorschriften über äußere Kennzeichnung der Packungen (Angabe von Firma, Inhalt und Preis). Verbot der Beseitigung oder Unkenntlichmachung einer Preisangabe durch Überklebezettel (1916 Nr. 86).

Speiseöle. Abgabe nur gegen Fettkarte, soweit diesbezügliche Anordnungen der Regierungen oder Kommunalverbände vorliegen.

Spiritus s. Branntwein.

Süßstoff. a. Zugelassen zur Herstellung von Limonaden, natürlichen und künstlichen Fruchtsäften aller Art (ausgenommen solche Fruchtsirupe, die dazu bestimmt sind, bei der Herstellung von Arzneien Verwendung zu finden), Dunstobst, Kompott, Schaumwein und schaumweinähnlichen Getränken, Wermutwein, Likören, Bowlen (Maitrank) Punschextrakten aller Art sowie Grundstoffen für solche und ähnliche Getränke, Obst- und Beerenweinen, Essig, Mostrich und Senf, Fischmarinaden, Kautabak, Mitteln zur Reinigung, Pflege oder Färbung der Haut, des Haares, der Nägel oder der Mundhöhle, obergärigem Bier, sowie zur Verwendung in Haushaltungen und Gastwirtschaften. Deklaration nicht erforderlich (1916 Nr. 36, 45, 49, 51, 60. 63. 77). b. Wieder zugelassen zur Herstellung von Lebertran- und Ricinusölzubereitungen sowie von Süßöl (1916 Nr. 25 und 31). c. Beschränkung der Süßstofflieferung an Apotheken auf den Friedensbedarf (1916 Nr. 77). d. Abgabe in Apotheken (außer den Kommunalpackungen) nur gegen Bezugsschein oder Rezept eines Arztes, in letzterem Falle höchstens 15 g Gehalt an raff. Saccharin pro Rezept (1916, Nr. 104, 1917 Nr. 19).

Terpentinöl und Kienöl. Lieferungspflicht des aus dem Ausland eingeführten, sowie des im Inland gewonnenen Terpentinöls und Kienöls an den Kriegsausschuß für pflanzliche und tierische Öle und Fette G. m. b. H. in Berlin (1917 Nr. 16).

Toluol s. Chemikalien.

Verbandmittel. Ausfuhr und Durchfuhr verboten (1915 Nr. 71).

Verbandwatte. Belieferung der Apotheken in Notfällen durch die Vereinigung Deutscher

Verbandwattefabrikanten, Berlin W. 66, Wilhelmstraße 91 (1916 Nr. 80, 1917 Nr. 7).

Wasch- und Reinigungsmittel, fettlose. Verbot der Verwendung des Wortes „Seife", sowie
des Wortes „Soda" außer für kaustische, kalzi-
nierte, Kristall- und Feinsoda. Vertrieb nur mit
Zustimmung des Kriegsausschusses für pflanzliche und tierische Öle und Fette. Vorschriften
über Form, Packung und Bezeichnung (1917
Nr. 34). S. auch Soda.

Wollfett und wollfetthaltige Salben. Verboten
zur Herstellung von kosmetischen und anderen
nicht zu Heilzwecken dienenden Mitteln (1916
Nr. 37).

Zucker. a. Verboten zur gewerblichen Herstellung von natürlichen und künstlichen Frucht-
sirupen aller Art, mit Ausnahme solcher, die dazu bestimmt sind, bei der Zubereitung von Arzneien verwendet zu werden, sowie von Limonaden oder deren Grundstoffen, gezuckerten Früch-
ten, überzuckerten Mandeln und Nußkernen,
Fruchtpasten, Geleefrüchten, Pralinen, Schaumwein und schaumweinähnlichen Getränken, deren
Kohlensäuregehalt ganz oder teilweise auf einem
Zusatz fertiger Kohlensäure beruht, Wermutwein
und wermutähnlichen, mit Hilfe von weinähn-
lichen Getränken hergestellten Genußmitteln,
Likören und süßen Trinkbranntweinen aller Art,
Bowlen, Punsch- und Grogextrakten aller Art sowie zur Bereitung von Grundstoffen für solche
und ähnliche Getränke, Karamelzucker, Brau-
zucker und Zuckerfärbemitteln, Essig, Mostrich
und Senf, Fischmarinaden, Kautabak, Mitteln zur
Reinigung, Pflege oder Färbung der Haut, des
Haares, der Nägel und der Mundhöhle b Versorgung der Apotheken mit Zucker erfolgt durch
die Kommunalverbände und zwar auch für nicht
offizinelle Arzneimittel (1916 Nr. 78 und 82, 1917
Nr. 9 und 18).

Über die Behandlung der von der Hageda.
Handelsgesellschaft Deutscher Apotheker, gelie-
ferten, im Verkehr beschränkten Apothekerwaren
wurde in der Apoth.-Ztg. folgende tabellarische
Übersicht gegeben:

Art	Bestands-meldung	Freigabe-antrag bez. Bestellung	Verbrauchs-meldung
Borax und Borsäure	—	bis zum 2. jedes Monats	—
Chlor	bis zum 10. jedes Monats	bis zum 8. jedes geraden Monats	am 1. jed. ungeraden Monats
Glycerin	bis zum 10. jedes Monats	bis zum 2. jedes geraden Monats	am 1. jed. ungeraden Monats
Japan-kampfer	bis zum 10. jedes Monats	bis zum 2. jedes geraden Monats	am 1. jed. ungeraden Monats
Kartoffel-stärke-mehl	—	bis zum 15. jed. ungeraden Monats	—
Öle und Fette	—	bis zum 20. jedes geraden Monats	—
Salpeter	bis zum 10. jedes Monats	bis zum 8. jedes geraden Monats	am 1. jed. ungeraden Monats
Schwefel	bis zum 10. jedes Monats	bis zum 8. jedes geraden Monats	am 1. jed. ungeraden Monats

Verkehrserleichterungen.

Deutsches Reich. Anrechnung des Kriegsdienstes ist bei Kandidaten der Pharmazie bis zur Dauer eines Jahres auf die zweijährige praktische Gehilfenzeit zulässig. Bundesratsverordnung vom 2. Februar 1917 (1917 Nr. 11).

Bayern. Bezug galenischer Präparate. Die Erlaubnis zum Bezuge pharmazeutischer Zubereitungen kann auf alle galenischen Präparate ausgedehnt und auch der Bezug aus nichtbayerischen deutschen Apotheken sowie von der Handelsgesellschaft Deutscher Apotheker gestattet werden. Min.-Erl. vom 1. Juni 1915 (1915 Nr. 48).

— **Fortführung der Apotheken.** Im Notfall dürfen Apotheken auch durch Apothekerassistenten unter fortlaufender Aufsicht der Bezirksärzte oder ihrer Stellvertreter weitergeführt werden. Min.-Erl. vom 6. August 1914 (1914 Nr. 65).

— **Hilfskräfte in Apotheken.** Nicht pharmazeutisch ausgebildetes Personal darf für die Dauer des Krieges für alle Handreichungen und Handarbeiten verwendet werden, die keine pharmazeutische Vorbildung erfordern, sofern sie von pharmazeutisch gebildetem Personal vorbereitet worden sind. Dagegen bleiben nicht pharmazeutisch ausgebildete Hilfskräfte unbedingt von der Ausführung ärztlicher Rezepte und solcher Arbeiten ausgeschlossen. die eine fachliche Ausbildung voraussetzen, wie die Defektur- und Untersuchungsarbeiten. Min.-Erl. vom 5. Mai 1917 (1917 Nr. 38).

Braunschweig. **Berufserleichterungen.** Während des Krieges dürfen gebildete weibliche Hilfskräfte bei dem Abfassen, Einwickeln, Verkorken und Etikettieren sowie bei der Versorgung des Handverkaufs, soweit es sich um indifferente Arzneimittel handelt. in den Braunschweiger Stadtapotheken beschäftigt werden. Auch darf eine Mittagspause, sowie wechselnde Sonntags- und Nachtruhe eingeführt werden. Bek. des Landesmedizinalkollegiums Februar 1916 (1916 Nr. 20).

Mecklenburg-Schwerin. **Stellvertretung.** In Orten, in denen sich nur eine einzige Apotheke befindet und der Apothekenvorstand zum Militärdienst eingezogen wird, kann die Stellvertretung desselben durch den Vorstand einer Apotheke der Umgegend in der Weise genehmigt werden, daß ein Gehilfe unter der Aufsicht des stellvertretenden Apothekers ununterbrochen in der Apotheke funktioniert. Min.-Erl. vom 2. August 1914 (1914 Nr. 63).

Preußen. **Bahnversand von Arzneimitteln.** Arzneimittel sind zum Bahnversand zugelassen, auch wenn für sonstige Waren der Güterverkehr gesperrt ist.

— **Ersatzstoffe zur Herstellung von Arzneimitteln.** Für fehlende Rohstoffe usw. ist durch Heranziehung geeigneter Ersatzstoffe nach Bedarf Abhilfe zu schaffen, wobei nicht zu vermeiden ist, daß einzelne Arzneimittel künftig eine den Vorschriften des Deutschen Arzneibuchs nicht vollkommen entsprechende Beschaffenheit erhalten. Bei den Apothekenbesichtigungen während des Krieges sind die veränderten Verhältnisse zu berücksichtigen und keine unerfüllbaren Forderungen an die Beschaffenheit der in Frage kommenden Arzneien zu stellen. Es werden also solche Arzneimittel unbeanstandet bleiben müssen, wenn ihre Beschaffenheit zwar nicht in allen Punkten den Forderungen des Arzneibuches entspricht, aber doch zu dem bestimmten Zweck geeignet ist. Min.-Erl. vom 16. Mai 1916 (1916 Nr. 44).

— M i n e r a l ö l e. Erleichterungen in der Aufbewahrung von Mineralölen usw. (1916 Nr. 83). Ebenso in Hessen und Württemberg (1916 Nr. 95 u. 99).

— S t e l l v e r t r e t u n g. Bei Abwesenheit oder Behinderung eines Apothekenvorstandes darf die Vertretung durch einen Gehilfen auch über 14 Tage hinaus erfolgen, sofern ein approbierter Apotheker als Vertreter nicht zu erlangen ist, der Gehilfe die pharmazeutische Vorprüfung bestanden und sich als zuverlässig erwiesen hat. Min.-Erl. vom 8. August 1914 (1914 Nr. 67).

— V e r b a n d s t o f f e können wegen Mangels an Rohmaterialien den Vorschriften des Deutschen Arzneibuches entsprechend nicht mehr hergestellt werden. Es sind hierfür bis auf weiteres die Anordnungen der zuständigen Heeresund Kriegswirtschaftsstellen maßgebend. Min.-Erl. vom 10. Februar 1917 (17).

Kgr. Sachsen. H i l f s p e r s o n a l i n A p o t h e k e n. Für die Kriegsdauer kann im Bedarfsfalle nicht pharmazeutisch vorgebildetes Personal in den Apotheken mit einfachen Arbeiten beschäftigt werden, dagegen müssen nicht pharmazeutisch ausgebildete Hilfskräfte unbedingt von der Ausführung ärztlicher Rezepte und solcher Arbeiten ausgeschlossen werden, die eine fachliche Ausbildung voraussetzen, wie die Defektur- und Untersuchungsarbeiten. Min.-Erl. vom 22. Dezember 1916 (4).

2.

Die medizinalpolizeilichen Anordnungen der Militärbehörden.

Nachdem die Militärbefehlshaber dazu übergegangen sind, ihre Anordnungen auch auf das medizinalpolizeiliche Gebiet auszudehnen, ist hier eine fortlaufende Reihe von Verordnungen erstanden, durch welche sowohl die Ausübung der Heilkunde durch nicht approbierte Personen, wie auch die Ankündigung von Heilmitteln und der Verkehr mit Arzneimitteln gegen bestimmte Leiden Beschränkungen unterworfen werden. Die Wichtigkeit derselben für den Apothekenbetrieb läßt eine Übersicht über ihren Inhalt angezeigt erscheinen.

Da jede Verordnung nur für den Bereich des betreffenden Armeekorps- bzw. Festungsbezirks gilt, muß die Übersicht auch nach diesen gegliedert sein. Anderseits kehrt in der Mehrzahl der Verordnungen ein bestimmtes M u s t e r oder Schema wieder. Dieses bestimmt über die H e i l m i t t e l a n k ü n d i g u n g folgendes:

„1. Verboten ist die, auch in verschleierter Form erfolgende, öffentliche Ausstellung, Ankündigung oder Anpreisung sowie das im Umherziehen erfolgende Aufsuchen von Bestellungen oder Anerbieten:

a. solcher Gegenstände, Mittel oder Verfahren, die zur Verhütung der E m p f ä n g n i s oder zur Beseitigung der S c h w a n g e r s c h a f t oder von M e n s t r u a t i o n s s t ö r u n g e n usw. bestimmt sind,

b. solcher A r z n e i e n, Verfahren, Apparate oder anderer Gegenstände, die zur Verhütung, Linderung oder Heilung von Krankheiten, Leiden oder Körperschäden bei Menschen bestimmt sind, ferner von S ä u g l i n g s n ä h r - m i t t e l n, d i ä t e t i s c h e n P r ä p a r a t e n und Mitteln zur Beeinflussung der menschlichen Körperformen (fettansetzende oder entfettende Mittel, Busenmittel usw.).

2. Auf die Ankündigungen und Anpreisungen in wissenschaftlichen Fachkreisen oder Zeitschriften auf dem Gebiete der Medizin oder P h a r m a - z i e findet das Verbot k e i n e Anwendung.

3. Andere Ankündigungen und Anpreisungen zu 1 b kann das stellvertretende Generalkommando widerruflich gestatten. Auf die Erlaubnis darf bei der Ankündigung oder Anpreisung nicht hingewiesen werden."

In einem zweiten Abschnitt dieser Verordnungen wird den nicht als Arzt approbierten H e i l g e w e r b e t r e i b e n d e n verboten:

1. eine Behandlung, die nicht auf Grund eigener Wahrnehmungen an dem zu Behandelnden erfolgt (Fernbehandlung), 2. die Behandlung mittels mystischer Verfahren, 3. die Behandlung von gemeingefährlichen Krankheiten (Aussatz, Cholera, Flecktyphus, Gelbfieber, Pest und Pocken) sowie von sonstigen übertragbaren Krankheiten, 4. die Behandlung aller Krankheiten oder Leiden der G e s c h l e c h t s o r g a n e, von Syphilis, Schanker und Tripper, auch wenn sie an anderen Körperstellen auftreten, 5. die Behandlung von Krebskrankheiten, 6. die Behandlung mittels Hypnose, 7. die Behandlung unter Anwendung von Betäubungsmitteln, mit Ausnahme solcher, die nicht über den Ort der Anwendung hinauswirken, 8. die Behandlung unter Anwendung von Einspritzungen unter die Haut oder in die Blutbahn, soweit es sich nicht um eine nach Nr. 7 gestattete Anwendung von Betäubungsmitteln handelt.

Verordnungen, welche die Bestimmungen beider Art enthalten, sind in der Übersicht mit den Worten: „Nach Muster" bezeichnet.

Innerhalb der einzelnen Armeekorpsbezirke galten in Sachen des Heilmittelverkehrs und der Ausübung der Heilkunde z. Z. folgende Anordnungen. Die in Klammern gesetzten Ziffern bezeichnen die Nummern der Pharm. Ztg. in denen die betr. Verordnungen abgedruckt waren.

Gardekorps und III. A. K. Berlin.
(Oberkommando in den Marken).

1. Verboten sind: Zeitungsanzeigen, sowie das Anschlagen und Verteilen von Anzeigen, in denen a. sich Personen zur Behandlung von Krankheiten oder Leiden, die als Geschlechtskrankheiten bekannt sind, einschließlich ihrer Folgezustände, anbieten; b. Gegenstände oder Behandlungsmaßnahmen angepriesen werden, welche zur Linderung oder Heilung von solchen Krankheiten dienen sollen. Ausgenommen sind Anzeigen ärztlich approbierter Personen. V. vom 23. November 1914 (95) und 20. März 1915 (28).

2. Verboten ist die Vertretung von Ärzten durch feindliche Ausländer, die nicht in Deutschland approbiert sind. Angehörige verbündeter oder neutraler Staaten, die nicht in Deutschland approbiert sind, können hier zwar die Heilkunde ausüben, sie dürfen sich aber nicht als Arzt bezeichnen, und keine den Ärzten vorbehaltene Berufstätigkeit ausüben. Die Vertretung von Ärzten durch Kandidaten der Medizin soll während der Dauer des Krieges statthaft sein, aber nur wenn der Kandidat mindestens zwei klinische Halbjahre nachzuweisen vermag, kein feindlicher Ausländer ist und sich seine Tätigkeit auf die Behandlung von Krankenkassenmitgliedern (als Hilfsperson im Sinne des § 122 der R.-V.-O.) beschränkt. V. vom 10. Dezember 1915 (1916 Nr. 4).

3. Verboten ist der Vertrieb des Geheimmittels Noordyl von Noortwyck. V. vom 7. Januar 1917 (9).

I. A. K. Königsberg sowie Festungen Königsberg
und Pillau.

1. Nach Muster. V. vom 19. Juni 1916.

2. Verboten sind Zeitungsanzeigen, welche Aspirin für den Feldversand betreffen. V. vom 25. April 1915 (40).

3. Verboten ist der Verkauf von Äther und Hoffmannstropfen in einigen Landkreisen sowie im Stadt- und Landkreis Tilsit, außerhalb der Apotheken. V. vom 9 November 1915 (95).

II. A. K. Stettin mit Ausschluß der Festung Swinemünde.

1. Nach Muster. V. vom 26. Juni 1916.

2. Verboten ist: a. die Ankündigung und Verbreitung von Behandlungsarten für Geschlechtskranke durch Nichtärzte in jeder Form; b. die Behandlung geschlechtskranker Soldaten durch Nichtärzte. V. vom 27. Juli 1915 (63).

3. Verboten ist die Behandlung von Geschlechtskrankheiten durch ärztlich nicht approbierte Personen. V. vom 16. Oktober 1915 (87).

4. Sämtlichen Privaten, ausgenommen Apothekenbesitzern, ist die entgeltliche oder unentgeltliche Anschaffung oder Abgabe von Salvarsan verboten. Apothekenbesitzer dürfen Salvarsan nur an Ärzte oder Tierärzte abgeben. Ärzte und Tierärzte dürfen das Salvarsan nur zu Heilzwecken verwenden. Die Ein- und Ausfuhr in und aus dem Korpsbereich ist nur mit Zustimmung des stellvertretenden Generalkommandos zulässig. V. vom 20. Februar 1917 (20).

IV. A. K. Magdeburg.

1. Den nicht ärztlich approbierten Personen wird verboten: a. jede Behandlung und jede Ankündigung (auch in verhüllter Form) der Behandlung von Geschlechtskrankheiten oder deren Folgeerscheinungen und von Frauenkrankheiten; b. jede Ankündigung in Tageszeitungen und Flugschriften (auch in verhüllter Form) von Gegenständen, Mitteln und Behandlungsweisen, welche zur Heilung oder Linderung von Geschlechtskrankheiten oder deren Folgeerscheinungen oder von Frauenkrankheiten bestimmt sind; c. jedes entgeltliche oder unentgeltliche Überlassen der zu b. bezeichneten Gegenstände und Mittel an das Publikum außer auf Anweisung eines approbierten Arztes. 2. Es ist verboten ohne Verordnung eines approbierten Arztes a. jedes entgeltliche oder unentgeltliche Überlassen und die Anwendung von Mutterspritzen, deren Endstück dünner als 1 cm ist, sowie von Instrumenten aller Art, die zur Einführung in die Gebärmutterhöhle bestimmt sind. b. (betr. Massage). V. vom 26. November 1915 (104).

V. A. K. Posen und Festung Posen.

Nach Muster. V. vom 25. und 27. Juni 1916.

VI. A. K. Breslau sowie Festungen Breslau und Glatz.

1. Nach Muster. V. vom 3., 8. und 9. Juli 1916.

2. Den im Bereich der Reg.-Bezirke Breslau und Oppeln erscheinenden Zeitungen wird die Aufnahme von Anzeigen untersagt, die Aspirin für den Feldgebrauch und Feldversand anpreisen. V. vom Mai 1915 (38).

VII. A. K. Münster.

1. Nach Muster. Außerdem ist bestimmt: VI. Verboten ist, bei weiblichen Personen anzuwendende Dinge, die zur Verhütung der Empfängnis oder zur Beseitigung der Schwangerschaft oder zur Behebung von Menstruationsstörungen dienen, insbesondere Okklusiv- und stielförmige Pessare (Steriletts, Stiftchen) und Mutter- oder Frauenspülspritzen (einschließlich der Ball- oder Birnenspritzen und der sogenannten Doppelklysos) mit und ohne Ansatzstück, im Gewerbebetrieb in irgend einer Weise in Verkehr zu bringen oder vorrätig zu halten. Die beim Erlaß dieser Verordnung vorhandenen Vorräte dürfen weiter aufbewahrt werden, wenn sie der Polizeiverwaltung angemeldet und in einer von dieser versiegelten Verpackung nach Anordnung der Polizeiverwaltung untergebracht werden. Auch ist es überhaupt verboten, diese Dinge anzukaufen oder zu verkaufen, sowie sie irgend jemand entgeltlich oder unentgeltlich zu überlassen. VII. Die Regierungspräsidenten können gestatten, daß bestimmte empfängnisverhütende Gegenstände für weibliche Personen (Ziffer VI) in Apotheken vorrätig gehalten und auf jedesmalige, auf den Namen der Empfängerin lautende mit Datum und Unterschrift versehene ärztliche Anweisung abgegeben werden dürfen. Die Apothekenbesitzer oder -verwalter haben ein Kontrollbuch über Ankauf und Abgabe dieser Gegenstände nach vorzuschreibendem Formular zu führen, die einzelnen ärztlichen Anweisungen dabei aufzubewahren und beides den Beauftragten der Aufsichtsbehörde auf Verlangen vorzulegen oder einzureichen. V. vom 16. September 1916 (88).

2. Verboten ist der Vertrieb von Haarlemer Öl sowie Ankündigung oder Anpreisung des Mittels in Zeitungen, Zeitschriften oder durch besonderes Angebot. V. vom 6 Mai 1916 (43).

VIII. A. K. Koblenz.

Nach Muster. V. vom 25. Juni 1916.

IX. A. K. Altona.

1. Nach Muster. V. vom 28. Juni 1916.

2. Verboten ist der Verkauf und jede sonstige entgeltliche oder unentgeltliche Überlassung von Abtreibemitteln, von Instrumenten zur Einführung in die Gebärmutterhöhle. insbesondere von stielförmigen Pessaren (Steriletts) und von Mutterspritzen mit langem Ansatz, deren Endstück dünner als 1 cm ist, außer auf schriftliche ärztliche Anordnung durch Apotheken. V. vom 14. Oktober 1916 (86).

Reichskriegshafen Kiel.

Verboten ist: 1. Die Behandlung von Geschlechtskrankheiten durch Nichtärzte. 2. Die Ankündigung der Behandlung von Geschlechtskrankheiten (auch der als Hautkrankheiten. Unterleibsleiden u. dergl. bezeichneten) durch Nichtärzte. 3. Das Anbieten und die Abgabe von Heilmitteln, die fur die Behandlung von Geschlechtskrankheiten bestimmt sind, ohne ärztliche Verordnung. V. vom 25. Juni 1916 (55)

X. A. K. Hannover.

1. Verboten ist die öffentliche Ankündigung oder Anbietung von Mitteln, die zur Verhütung, Linderung oder Heilung von Krankheiten bestimmt sind: a. wenn sie auf Grund von § 6 Abs. 2 der Gewerbeordnung und der hierzu erlassenen Verordnungen dem freien Verkehr entzogen sind; b. wenn sie ihrer Beschaffenheit nach geeignet sind, Gesundheitsschädigungen hervorzurufen; c. wenn ihnen besondere, über ihren wahren Wert hinausgehende Wirkungen beigelegt werden. Ausgenommen sind Ankündigungen in pharmazeutischen. ärztlichen. zahnärztlichen. tierärztlichen, zahntechnischen und chemischen Fachzeitschriften sowie sonstige Anzeigen an Großhändler von Arzneimitteln, Apotheker, Ärzte, Zahnärzte, Tierärzte und Zahntechniker. V. vom 18. August 1915 (70).

2. Verboten ist: a. Die Behandlung von Geschlechtskrankheiten durch Nichtärzte; b. die Ankündigung der Behandlung von Geschlechtskrankheiten (auch der als Hautkrankheiten. Unterleibsleiden und dergl. bezeichneten) durch

Nichtärzte; c. das Anbieten und die Abgabe von Heilmitteln, die für die Behandlung von Geschlechtskrankheiten bestimmt sind, ohne ärztliche Verordnung. V. vom 30. September 1915 (82).

3. Verboten ist: a. das, wenn auch in verschleierter Form erfolgende Angebot und der Verkauf von Abtreibemitteln, insbesondere von stielförmigen Pessaren (Steriletts) und von Occlusiv-Pessaren, sowie von Mutterspritzen mit langem Ansatz, sofern nicht der Verkauf durch Apotheken oder Bandagisten auf schriftliche ärztliche Verordnung erfolgt; d. die öffentliche Ankündigung, Anpreisung oder Zurschaustellung von empfängnisverhindernden Mitteln und der Vertrieb dieser Mittel im Umherziehen. V. vom 12. Januar 1916 (8).

XI. A. K. Kassel.

Apparate, Mittel oder Verfahren, die zur Verhütung der Empfängnis oder zur Beseitigung der Schwangerschaft oder von Menstruationsstörungen usw. bestimmt sind, sowie Mittel zur Beeinflussung der menschlichen Körperformen (fettansetzende oder entfettende Mittel, Busenmittel und ähnliche) dürfen weder öffentlich ausgestellt, angekündigt oder angepriesen, noch im Umherziehen vertrieben werden. Unter Vertrieb im Sinne dieses Verbots ist auch das im Umherziehen erfolgende Sammeln von Bestellungen und Anbieten zu verstehen. Die Ankündigung oder Anpreisung in wissenschaftlichen Fachkreisen auf dem Gebiete der Medizin oder Pharmazie wird von diesem Verbot nicht betroffen. (Hinsichtlich der nicht approbierten Heilgewerbetreibenden ist der weitere Wortlaut der V. nach Muster.) V. vom 21. August 1916 (73).

XII. A. K. Dresden.

Nach Muster V. vom 19 September 1916

XIII. A. K. Stuttgart.

Hinsichtlich der Befugnisse nicht approbierter Heilgewerbetreibender nach Muster. Außerdem ist verboten: Die öffentliche Ankündigung oder Anpreisung von Gegenständen und Mitteln, die zur Verhütung der Empfängnis oder zur Beseitigung der Schwangerschaft oder von Menstruationsstörungen bestimmt sind. Ausgenommen sind Ankündigungen in wissenschaftlichen Fachkreisen auf dem Gebiete der Medizin oder Pharmazie. V. vom 8. Dezember 1915 (104).

XV. A. K. Straßburg i. E.

Nach Muster. Ferner ist verboten: 1. die Ankündigung der Behandlung von Harnleiden und Geschlechtskrankheiten durch approbierte Ärzte in den Zeitungen; 2. die Behandlung geschlechtskranker Militärpersonen durch approbierte Ärzte ohne sofortige Anzeige an den zuständigen Truppenarzt oder das Sanitätsamt des stellvertretenden Generalkommandos. 3. Der Verkauf von Mutterspritzen mit langem und dünnem Ansatzstück (Umfang der Spitze unter 1 cm) und von Intrauterinpessarien aller Art (Steriletts u. a.) ist nur auf Grund ärztlicher Anordnung und Bescheinigung erlaubt. V. vom 7. Juli 1916 (61).

Festung Straßburg i. E.

1. Nach Muster. Ferner ist verboten die Ankündigung der Behandlung von Harnleiden und Geschlechtskrankheiten durch approbierte Ärzte in den Zeitungen (ausgenommen in der Fachpresse). V. vom 22. Juni 1916

2. Verboten ist die öffentliche Ankündigung und Anpreisung von Heilmethoden, Heilapparaten, Heil-, Vorbeugungs- und sogenannten Kräftigungsmitteln mit Ausnahme der Anzeigen in der ärztlichen und pharmazeutischen Fachpresse. V. vom 16. November 1915 (97).

Armee-Abteilung Gaede (Oberelsaß).

Nach Muster. Ferner ist verboten: 1. Die Ankündigung der Behandlung von Harnleiden und Geschlechtskrankheiten durch approbierte Ärzte in den Zeitungen. 2. Die Behandlung geschlechtskranker Militärpersonen durch approbierte Ärzte ohne sofortige Anzeige an den zuständigen Truppenarzt. 3. Der Verkauf von Mutterspritzen mit langem und dünnem Ansatzstück (Umfang der Spritze unter 1 cm) und von Intrauterinpessarien aller Art (Steriletts u. a.) ist nur auf Grund ärztlicher Anordnung und Bescheinigung erlaubt. V. vom 15. Juli 1916 (71).

XVI. A. K. Metz und Festung Bitsch.

Nach Muster. V. vom 17. Juni 1916 bzw. 13. November 1916 (101).

XVII. A. K. Danzig und Festungen Danzig, Graudenz, Thorn, Kulm, Marienburg.

1. Nach Muster. V. vom 29. Juni 1916.

2. Verboten ist die Ankündigung und Verbreitung von Behandlungsarten für Geschlechtskranke durch Nichtärzte in jeder Form, sowie die Behandlung geschlechtskranker Soldaten durch Nichtärzte. V. vom 23. August 1915 (72).

3. Den Apothekenbesitzern und deren Vertretern und Angestellten wird verboten, bei den auf Ersuchen von Militärbehörden angefertigten Verordnungen höhere Preise zu fordern, als sie nach den allgemein gültigen Grundsätzen für Krankenkassen zulässig sind. V. vom 12. März 1917 (28).

Festung Marienburg.

Verboten ist die Abgabe von ätherhaltigen Mitteln (Hoffmanns-Tropfen usw.) ohne ärztliche Bescheinigung. V. vom 9. November 1915 (92).

XVIII. A. K. Frankfurt a. M.

Nach Muster. V. vom 20. Juni 1916.

Festung Mainz.

Nach Muster. V. vom 20. Juni 1916

XIX. A. K. Leipzig.

Nach Muster. V. vom 19. September 1916.

XX. A. K. Allenstein.

1. Nach Muster. V. vom 23 Juni 1916.

2. Verboten ist die Ankündigung und Verbreitung von Behandlungsarten für Geschlechtskranke durch Nichtärzte in jeder Form sowie die Behandlung geschlechtskranker Soldaten durch Nichtärzte. V. vom 27. August 1915 (75).

XXI. A. K. Saarbrücken.

Nach Muster. V. vom 17. Juni 1916 bzw. 13. November 1916 (101).

I. Bayer. A. K. München.

Nach Muster. Ferner ist verboten: Der Verkauf und jedes sonstige entgeltliche oder unentgeltliche Überlassen von Instrumenten zur Einführung in die Gebärmutterhöhle, insbesondere von stielförmigen Pessaren (Steriletts) und von Mutterspritzen mit langem Ansatz, deren Endstück dünner als ein Zentimeter ist, außer auf ärztliche Verordnung durch Apotheken. V. vom 5. August 1916 (64).

II. Bayer. A. K. Würzburg.

1. Nach Muster. V. vom 9. August 1916.

2. Verboten ist: a. Die Ankündigung der Behandlung von Geschlechtskrankheiten durch Personen ohne staatliche Anerkennung und die Behandlung dieser Krankheiten durch solche. b. Die öffentliche, wenn auch maskierte, Anpreisung und der Verkauf von Abtreibmitteln, insbesondere von stielförmigen Pessaren und Mutterspritzen mit langem Ansatz außer durch Apotheken und auf ärztliches Rezept. c. Die Anwendung solcher Mittel durch Personen ohne staatliche Anerkennung. d. Die öffentliche Ankündigung, Anpreisung oder Zurschaustellung von antikonzeptionellen Mitteln. e. Der Vertrieb solcher Mittel durch hausierende Agenten. V. vom 13. Juli 1915 (1916, Nr. 38).

III. Bayer. A. K. Nürnberg.

Nach Muster. V. vom 30. Juli 1916.

Außerdem ist noch eine Reihe von Verordnungen zu erwähnen, die in zahlreichen, wenn auch nicht allen, Armeekorpsbezirken ergangen sind und einige andere Angelegenheiten behandeln. Durch sie werden **verboten:**

Alkoholhaltige Feldpostpakete. Die Ausstellung in Schaufenstern und Läden und die öffentliche Anpreisung feldpostversandfähiger Pakete und Doppelbriefe mit alkoholischen Getränken oder mit Essenzen zur Herstellung alkoholischer Getränke sowie die allgemeine öffentliche Anpreisung derartiger Erzeugnisse mit dem Zusatz: „fürs Feld" oder „für unsere Feldtruppen" oder mit ähnlichen Wendungen.

Antiärztliche Flugblätter. Der Druck, der Vertrieb und die Verbreitung von Flugblättern, in denen die ärztlich wissenschaftlichen Bestrebungen oder das staatlich anerkannte Heilverfahren in herabwürdigender Weise bekämpft werden.

Plagin. Die gewerbsmäßige Herstellung, die Ankündigung und der Vertrieb des von der Chemischen Fabrik Labor in Posen in den

Verkehr gebrachten Ungeziefermittels „Plagin".

Schutzimpfungen. Die Veröffentlichung und Verbreitung aller Abhandlungen, Flugschriften, Propagandakarten und als Manuskript gedruckter Erörterungen, in denen gegen die im Heere angewandten Schutzimpfungen Stellung genommen wird.

Nur an bestimmte Personen gerichtet sind einige Verfügungen des Oberkommandos in den Marken, welche zwei Firmen in Schniebinchen die Herstellung und den Vertrieb pharmazeutischer Präparate und Spezialitäten, ferner zwei Beteiligten einer Berliner Firma die Ankündigung von Renascin untersagten und die Schließung zweier Bandagengeschäfte in Berlin anordneten (1916, Nr. 37, 70 und 97).

Der Inhalt der einzelnen Militärverordnungen, soweit darin die Ankündigung bestimmter Mittel und Gegenstände sowie die Abgabe von Heilmitteln gegen bestimmte Krankheiten ohne Rezept beschränkt oder verboten wird, ist im allgemeinen ohne weitere Erläuterung verständlich. Dagegen können für den Apotheker unter Umständen auch diejenigen Bestimmungen Bedeutung gewinnen, welche die Behandlung bestimmter Leiden, insbesondere der Geschlechtskrankheiten, durch ärztlich nicht approbierte Personen untersagen.

Es ergibt sich die Frage, ob da, wo solche Verbote bestehen, die Abgabe von Mitteln gegen Geschlechtskrankheiten ohne ärztliches Rezept als eine Behandlung dieser Leiden oder auch als strafbare Beihilfe dazu angesehen werden kann.

Krankheiten zu behandeln, oder, was damit gleichbedeutend ist, die Heilkunde auszuüben, ist ja den Apothekern schon durch ihre Betriebsordnungen überall verboten. Die Begrenzung dieses Verbots ist seit langer Zeit Gegenstand eines

lebhaften Meinungsstreites zwischen Ärzten und
Apothekern gewesen, wobei die stets sehr weit-
gehende Auffassung der ersteren erfreulicher-
weise von den Gerichten fast nie geteilt worden
ist. Wir haben in Pharm. Ztg. 1911, Nr. 32 eine
eingehende Behandlung der Frage unter Anfüh-
rung der wichtigsten Urteile veröffentlicht.

Für den vorliegenden Fall bietet sich nun
eine interessante Analogie. Der im Jahre 1910
dem Reichstage vorgelegte Entwurf eines Gesetzes gegen Mißstände im Heilgewerbe sah
ebenfalls ein Verbot der „Behandlung aller
Krankheiten oder Leiden der Geschlechtsorgane"
usw. durch nicht approbierte Personen vor. Bei
der Kommissionsberatung war auch erwogen
worden, wie weit dieses Verbot die Verkaufs-
tätigkeit der Apotheker beeinflussen könne.
Zur Klärung dieser Frage gab in der Kommis-
sionssitzung vom 30. März 1911 der Herr Ober-
Reg.-Rat Isenbart namens der Regierung die
folgende Erklärung ab:

„Es ist streng zu unterscheiden zwischen
dem bloßen Verkauf von Heilmitteln und
der Behandlung unter Abgabe von Heilmitteln. Das bloße Verkaufen von Heilmitteln durch
Detaillisten stellt eine Behandlung im Sinne
dieses Gesetzes nicht dar. Das Gewerbe des
Detaillisten ist auf den Absatz von Waren gerichtet. Ein Veräußern in dem Rahmen dieses
Gewerbebetriebes ist Verkauf, keine Behandlung.
Selbst das Anpreisen eines Heilmittels, z. B.
eines Frostmittels, eines Hustenmittels, fällt noch
in den Rahmen des Verkaufsgeschäftes. Eine
Behandlung setzt erst dann ein, wenn der Verkäufer über den Krankheitszustand des Patienten
eine Prüfung vornimmt und nach deren Ergebnis
das zu verabfolgende Mittel auswählt. Dem ist
es gleich zu achten, wenn der Verkäufer die Prüfung zwar in Wirklichkeit nicht vornimmt, aber
bei dem Käufer die Vorstellung erweckt, als ob
eine solche Prüfung und eine daraufhin erfolgende Auswahl des Mittels stattfinde."

Wenn diese Auslegung an sich auch objektiv unbedingt zutreffend ist, so nötigen die gegenwärtigen besonderen Verhältnisse und die schweren gegen Übertretungen der Militärverordnungen angedrohten Strafen doch zu ganz besonderer Vorsicht. Der Apotheker wird deshalb gut tun, bei der Abgabe von Mitteln gegen Geschlechtsleiden ohne Rezept ein reines (und deshalb zulässiges) Verkaufsgeschäft nur dann anzunehmen, wenn der Käufer, o h n e   B e z u g - n a h m e   a u f   e i n e   K r a n k h e i t lediglich ein im einzelnen genau benanntes Arzneimittel verlangt hat. Da hat der Apotheker keinen Anlaß, die Abgabe zu verweigern, denn das Mittel kann ja dem Patienten von einem Arzte verordnet sein. Fordert aber der Käufer nur ein Mittel gegen das betreffende Leiden, oder erkennt der Apotheker aus sonstigen Umständen, daß der Kranke sich nicht in ärztlicher Behandlung befindet und erst durch Befragung des Apothekers die nötigen Mittel zur Beseitigung seines Leidens sich verschaffen will, so ist unter den gegenwärtigen Verhältnissen äußerste Zurückhaltung am Platze. Der Zweck der Verordnungen ist doch, alle Geschlechtsleidenden einer ärztlichen Behandlung zuzuführen, und dieser Zweck würde vereitelt, wenn der Apotheker einen Kranken, der keinen Arzt konsultiert hat, durch Empfehlung und Abgabe eines Mittels in der Selbstbehandlung unterstützt.

Es kann aber auch der Fall eintreten, daß in der Apotheke ein von einem nicht approbierten Heilkundigen ausgestelltes Rezept abgegeben wird, welches offenbar gegen ein Geschlechtsleiden dienen soll. Mag es sich hierbei nun um ein contra legem neu verschriebenes oder um ein älteres Rezept aus der Zeit vor Erlaß der Verordnung oder schließlich um ein solches aus einem anderen Bezirke handeln, wo dieses Verbot vielleicht noch nicht besteht, der Apotheker wird in allen Fällen am klügsten handeln, die Anfertigung der Verordnung abzulehnen. Denn sonst wäre es immerhin möglich, daß ihm eine strafbare Beihilfe zu dem Behandlungsverbot im Sinne des § 49 Str.-G.-B. zur Last gelegt wird.

Es mag zum Schluß noch darauf hingewiesen werden, daß alle diese Maßnahmen unbedingte gesetzliche Kraft haben, ohne Rücksicht auf Form oder Inhalt. Insbesondere ist eine Anfechtung derselben wegen Rechtsungültigkeit oder wegen etwaigen Widerspruchs mit den von der Rechtsprechung aufgestellten Grundsätzen ausgeschlossen. So hat vor einiger Zeit das Oberste Landesgericht in Bayern in einem Urteil ausgesprochen, daß die auf Grund des Kriegszustandsgesetzes erlassenen Anordnungen der Militärbefehlshaber Ausnahmegesetze darstellen und als solche rechtswirksam sind, gleichgültig, ob sie im einzelnen mit der Rechtsprechung am Landesoder Reichsgericht im Widerspruch stehen oder nicht.

Eine genaue Beachtung der Verbote ist um so wichtiger, als die bei Zuwiderhandlungen angedrohte Strafe in der Regel, und in erster Linie, Gefängnisstrafe ist. Nur beim Vorliegen mildernder Umstände kann auf Grund zweier neuer Gesetze (Reichsgesetz vom 11. Dezember 1915 und bayerisches Gesetz vom 4. Dezember 1915) auf Haft oder Geldstrafe bis zu 1500 M. erkannt werden.

3.

Der Verkehr mit Branntwein.

Verkauf von Branntwein und Spiritus.

Eine Einschränkung des Handels mit Branntwein und Spiritus erfolgte, nachdem der Kriegszustand einige Zeit gedauert hatte, zunächst durch Anordnungen einzelner Militärbefehlshaber. Später nahm sich auch der Bundesrat der Sache an und ermächtigte durch Verordnung vom 26. März 1915 die Landeszentralbehörden oder die von ihnen bezeichneten Behörden, den Ausschank und den Verkauf von Branntwein oder Spiritus ganz oder teilweise zu verbieten oder zu beschränken. Auf Grund dieses Bundesratsbeschlusses ergingen in den meisten preußischen Regierungsbezirken und in einer Anzahl Bundesstaaten Verordnungen über den Verkauf von Branntwein und Spiritus, welche jetzt im wesentlichen die Grundlage des bestehenden Rechtszustandes bilden. Die früheren Verordnungen der Militärbefehlshaber wurden zum großen Teil nach Erlaß der genannten Regierungsverfügungen aufgehoben, nur in einigen wenigen Korpsbezirken bestehen sie noch weiter. Die Verordnungen der Regierungen sind nun untereinander recht verschieden. Gemeinsam aber ist ihnen, daß sie den Kleinhandel mit Branntwein oder Spiritus entweder auf bestimmte Stunden beschränken oder ganz untersagen, und in letzterem Falle nur bestimmte Ausnahmen zulassen. Unter diesen be findet sich regelmäßig auch die Abgabe von Branntwein zu Heilzwecken. Diese für Apotheker in erster Reihe wichtigen Sonderbestimmungen lauten in den bis jetzt erlassenen Verordnungen wie folgt:

An h a l t. Ausgenommen von dem Verbote des Kleinhandels ist: d. die Abgabe von Branntwein und Spiritus zu Heilzwecken aus Apotheken. V. vom 17. August 1915 (68)*).

B r e m e n. Ausgenommen ist der Kleinhandel mit vergälltem Branntwein und die Abgabe von Branntwein zu Heilzwecken in Apotheken. V. vom 13. September 1915 (78).

E l s a ß - L o t h r i n g e n. U n t e r e l s a ß. Die Abgabe von Branntwein und Spiritus zu Heilzwecken in Apotheken und Drogerien ist auch ohne ärztliche Ordination gestattet. V. vom 9. September und 14. Dezember 1915 (1915 Nr. 76 u. 1916 Nr. 1.)

— O b e r e l s a ß Die Abgabe von Branntwein und Spiritus zu Heilzwecken ist auch ohne ärztliche Verordnung gestattet. Der Verkauf von vergälltem Branntwein und vergalltem Spiritus in jeder Menge ist erlaubt. V. vom 1. März 1917 (23).

— L o t h r i n g e n. Die Abgabe von Branntwein und Spiritus zu Heilzwecken in Apotheken ist auch ohne ärztliche Ordination gestattet. V vom 7. Oktober 1915 (85).

H a m b u r g. Ausgenommen ist der Kleinhandel mit vergälltem Branntwein und die Abgabe von Branntwein zu Heilzwecken aus Apotheken. V. vom 8. Oktober 1915 (83).

— IX. A. K. (Hamburger Landgemeinden). Ausgenommen von dem Verbot des § 1 sind folgende Fälle: a. Auf Grund schriftlicher ärztlicher Verordnung kann der Tagesbedarf der in § 1 bezeichneten Flüssigkeiten an einzelne Personen verkauft werden. V. vom 8. September 1915 (75).

M e c k l e n b u r g - S c h w e r i n. Ausgenommen ist der Kleinhandel mit vergälltem Branntwein und die Abgabe von Branntwein oder Spiri-

---

*) Die in Klammern gesetzten Zahlen bezeichnen diejenigen Nummern der Pharm. Ztg., in denen die betreffende Verordnung abgedruckt war.

tus zu Heilzwecken in Apotheken. An Angehörige feindlicher Staaten darf die Abgabe von Branntwein oder Spiritus zu Heilzwecken in Apotheken nur auf Grund einer schriftlichen ärztlichen, zahnärztlichen oder tierärztlichen Verordnung erfolgen. V. vom 22. November 1915 (98).

Preußen:

— I. A. K. Königsberg. Es wird den Apotheken und Drogenhandlungen verboten Trinkspiritus an Militärpersonen selbst oder deren erkennbare Beauftragte anders als auf Grund schriftlicher militärärztlicher Anordnung zu verabfolgen. In der Anordnung ist die Menge des zu verabfolgenden Spiritus genau zu bezeichnen. V. vom 6. März 1915 (28).

— Rbz. Allenstein. Die Vorschriften finden keine Anwendung auf den Kleinhandel mit vergälltem Branntwein oder Spiritus, ebenso nicht auf die Abgabe von Branntwein zu Heilzwecken aus Apotheken. V. vom 3. März 1917.

— XVII. A. K. und Festung Danzig. Auf den Kleinhandel mit vergälltem Branntwein oder Spiritus findet das Verbot keine Anwendung, ebenso nicht für die Abgabe von Branntwein oder Spiritus zu Heilzwecken aus Apotheken. V. vom 1. und 11. Mai 1915 (40 u. 42).

— Elbing, Stadtkreis E., und Kreise Elbing und Marienburg mit Ausnahme der Festung Marienburg. (Wie in Danzig.) V. vom 21. März 1917 (27).

— Graudenz. (Wie in Danzig.) V. vom 11. August 1915 (70).

— Berlin. Landespolizeibezirk. Ausgenommen ist der Kleinhandel mit vergälltem Branntwein und die Abgabe von Branntwein zu Heilzwecken in Apotheken. V. vom 6. September 1915 (73).

— Rbz. Potsdam. (Wie in Berlin.) V. vom 18. September 1915 (77).

— Spandau. Innerhalb der Sperrzeit darf Branntwein nur auf ärztliche Anordnung abgegeben werden. V. vom 19. April 1915 (37).

— Rbz. Frankfurt a. d. O. Ausgenommen ist der Kleinhandel mit vergälltem Branntwein und die Abgabe von Branntwein zu Heilzwecken in Apotheken auf ärztliche Anordnung. V. vom 1. September 1915 (73).

— R b z. P o s e n. (Bestimmungen über Verkauf von Branntwein in Apotheken fehlen.) V. vom 26. Juni 1915 (54).

— R b z. B r e s l a u. Auch in Apotheken darf zu Heilzwecken Branntwein oder Spiritus im Handverkauf nicht billiger als zu 3 M. für das Liter, wenn auch in kleineren Mengen, abgegeben werden. V. vom 10. September 1915 (77).

— R b z. L i e g n i t z. Auch in Apotheken darf zu Heilzwecken Branntwein oder Spiritus im Handverkauf nicht billiger als zu 3 M. für den Liter abgegeben werden. V. vom 28. Juli 1915 (67).

— R b z. O p p e l n. Ausgenommen von dem Verbot sind: b. der Verkauf zu Heilzwecken, sofern er auf ärztliche Verordnung geschieht. V. vom 9. September 1915 (77).

— R b z. M a g d e b u r g. Ausgenommen von dem Verbote des Kleinhandels ist: d. die Abgabe von Branntwein und Spiritus zu Heilzwecken aus Apotheken. V. vom 12. Juli 1915 (59).

— R b z. M e r s e b u r g. (Wie in Magdeburg.) V. vom 3. Mai 1915 (39).

— R b z. E r f u r t. Zulässig ist: b. der Kleinhandel mit vergälltem Branntwein (§ 15 der Branntweinsteuerbefreiungsordnung vom 9. September 1909), c. die Abgabe von Branntwein und Spiritus zu Heilzwecken. V. vom 3. Juni und 1. Juli 1915.

— R b z. S c h l e s w i g. Ausgenommen ist der Kleinhandel mit vergälltem Branntwein und die Abgabe von Branntwein zu Heilzwecken aus Apotheken. V. vom 19. Oktober 1915 (87).

— K i e l. (Gebiet des erweiterten Befehlsbereichs des Kriegshafens.) Nicht unter diese Verordnung fällt der vergällte Branntwein (§ 15 der Branntweinsteuerbefreiungsordnung vom 9 September 1909), sowie die Abgabe von Branntwein zu Heilzwecken aus Apotheken. V. vom 8. Juli 1915 (60).

— X. A. K. H a n n o v e r. Gestattet ist: 2. Der Verkauf von Branntwein und Spiritus an einzelne Personen zu Heilzwecken auf Grund ärztlicher, zahnärztlicher oder tierärztlicher, zu hauswirtschaftlichen und gewerblichen Zwecken auf Grund polizeilicher schriftlicher mit Datum und Unterschrift versehener Bescheinigung in einer darin bestimmt angegebenen Menge. Die Bescheinigung ist nur eine Woche gültig. Der Verkäufer hat auf ihr die abgegebene Menge in Buchstaben zu vermerken. V. vom 17. Juli 1915 (59).

— VII. A. K. M ü n s t e r. Erlaubt ist: 2. Der Verkauf zu Heilzwecken auf schriftliche, mit Datum und Unterschrift versehene Anorndung oder Bescheinigung eines Arztes, Zahnarztes oder Tierarztes, unter Angabe der abzugebenden Menge. In den Fällen zu 2 und 3 hat der Verkäufer die abgegebene Menge auf der Bescheinigung zu vermerken. Jede Bescheinigung hat nur 14 Tage Gültigkeit. V. vom 9. Februar 1915 (16).

— R b z. M ü n s t e r. Zulässig ist: 3. Der Verkauf von Spiritus, Weingeist und Franzbranntwein zu Heil-, hauswirtschaftlichen und gewerblichen Zwecken auf schriftliche mit Datum und Unterschrift versehene Bescheinigung eines Arztes oder der zuständigen Polizeibehörde unter Angabe der abzugebenden Menge. Die Bescheinigung hat nur eine Gültigkeitsdauer von acht Tagen Der Verkäufer hat auf ihr die abgegebene Menge in Buchstaben zu vermerken. V. vom 18. Juni und 21. August 1915 (53 u. 71).

— R b z. A r n s b e r g. Zulässig ist: 2. Der Verkauf zu Heil-, hauswirtschaftlich und gewerblichen Zwecken auf schriftliche mit Datum und Unterschrift versehene Bescheingiung eines Arztes oder der zuständigen Ortspolizeibehörde unter Angabe der abzugebenden Menge. Die Bescheinigung hat nur eine Gültigkeitsdauer von 8 Tagen. Der Verkäufer hat auf ihr die abgegebene Menge in Buchstaben zu vermerken. V. vom 26. Juli 1915 (55).

— R b z. K a s s e l. Vorstehende Bestimmungen finden keine Anwendung auf den Verkauf von Branntwein oder Spiritus durch Apotheken zu Heilzwecken. V. vom 19. Juli 1915 (61).

— R b z W i e s b a d e n. (Wie in Kassel.) V. vom 21. Juli 1915 (61).

— R b z. K o b l e n z. Erlaubt ist nur: 3. Der Verkauf zu Heil-, hauswirtschaftlichen und gewerblichen Zwecken auf ärztliche oder ortspolizeiliche, mit Datum und Unterschrift sowie Angabe der abzugebenden Menge versehene Anordnung oder Bescheinigung. Diese Ausweise haben nur eine Gültigkeitsdauer von 14 Tagen. Der Verkäufer hat auf ihnen die abgegebene Menge in Buchstaben zu vermerken. V. vom 3. September 1915 (73).

— Rbz. Düsseldorf. Zulässig ist: 3. Der Verkauf zu Heil-, hauswirtschaftlichen und gewerblichen Zwecken auf schriftliche, mit Datum und Unterschrift versehene Bescheinigung eines Arztes oder der zuständigen Ortspolizeibehörde unter Angabe der abzugebenden Menge. Die Bescheinigung hat nur eine Gültigkeitsdauer von acht Tagen. Der Verkäufer hat auf ihr die abgegebene Menge in Buchstaben zu vermerken. V. vom 28. August 1915 (73).

— Rbz. Düsseldorf, soweit er zum Gouvernementsbezirk Köln gehört. V. wie in Koblenz vom 28. August 1915 (73).

— Rbz. Köln. (Wie in Koblenz) V. vom 3. September 1915 (73).

— Rbz. Trier. Erlaubt ist nur: 3 Der Verkauf zu Heilzwecken auf schriftliche mit Datum und Unterschrift versehene Anordnung oder Bescheinigung eines Arztes, Zahnarztes oder Tierarztes, unter Angabe der abzugebenden Menge. In den Fällen zu 3 und 4 hat der Verkäufer die abgegebene Menge auf der Bescheinigung zu vermerken. Jede Bescheinigung hat nur 14 Tage Gültigkeit. V. vom 15. Mai 1915 (42).

— Rbz. Aachen. (Wie in Koblenz.) V. vom 3. September 1915 (73).

Kgr. Sachsen. Ausgenommen von dem Verbote des Kleinhandels ist: b. die Abgabe von Branntwein und Spiritus zu Heilzwecken aus Apotheken. V. vom 18. August 1915 (68).

Wie hieraus hervorgeht, zeigen auch diese Sonderbestimmungen eine gewisse Mannigfaltigkeit. In den meisten Bezirken ist die Abgabe von Branntwein zu Heilzwecken nur in Apotheken zulässig, in einigen auch außerhalb derselben. Größtenteils darf sie nur auf ärztliche Anordnung, in anderen Fällen auch ohne solche, in dritten auf ärztliche oder polizeiliche und in vierten auf ärztliche, zahnärztliche oder tierärztliche Verordnung erfolgen. Von nicht geringerer Tragweite ist jedoch die Verschiedenheit der Bestimmungen über den Umfang der einzelnen Verordnungen.

1. Bei den meisten findet sich hier die folgende Angabe:

„Die Begriffe Branntwein und Spiritus im Sinne dieser Verordnung umfassen alle Flüssigkeiten, die durch Gärung und Destillation aus Pflanzenstoffen gewonnen werden und aus Wasser und Alkohol bestehen, sowie die Flüssigkeiten, welche hieraus hergestellt und hiermit gemischt werden, insbesondere auch Liköre, Kognak, Grog usw."

2. Bei anderen lautet jedoch diese Bestimmung etwas abweichend, nämlich wie folgt:

„Als Branntwein oder Spiritus im Sinne vorstehender Anordnung gelten alle Flüssigkeiten, die durch Gärung und Destillation aus Pflanzenstoffen gewonnen werden und aus Wasser und Alkohol bestehen; sowie die zum Trinkgenuß bestimmten Flüssigkeiten, welche hieraus hergestellt oder hiermit in einem das Maß eines zur Haltbarmachung des Getränks notwendigen Spritzusatzes überschreitenden Umfange gemischt sind, insbesondere auch Liköre, Kognak, Grog."

Die Wirkung dieser beiden Begriffsbestimmungen ist keineswegs die gleiche. Während nach der zweiten Definition außer den durch Gärung und Destillation aus Pflanzenstoffen gewonnenen alkoholhaltigen Produkten weitere Mischungen und Verarbeitungen dieser nur dann unter die Verordnung fallen, wenn sie „zum Trinkgenuß bestimmt" sind, fällt bei der ersten Definition durch das Fehlen dieser Worte die Beschränkung auf zum Trinkgenuß bestimmte Flüssigkeiten fort, und es müßten nach dem Wortlaut dieser Verordnungen alle aus Alkohol hergestellten oder hiermit gemischten Flüssigkeiten dem Verkehrsverbot unterworfen sein. Ausnahmen von dem Verbot sind in der Regel nur vorgesehen: a für den Großhandel, b. für vergällten Branntwein, c für Feldpostsendungen, d. für Abgabe in versiegelten oder verkapselten Flaschen zu bestimmtem Mindestpreis, e. für Heilzwecke. Im Geltungsbereich von Verordnungen mit der erstgenannten (kürzeren) Definition würde danach der lose, nicht in versiegelten oder verkapselten Flaschen stattfindende Kleinverkauf (d. i. der Verkauf in Mengen unter 17,175 Liter) aller in Apotheken vorhandenen alkoholischen Flüssigkeiten, die nicht gerade als Heilmittel angesprochen werden können, wie insbesondere der großen Schar der kosmetischen und technischen Präparate, von dem Verbot mit betroffen werden. Ob freilich eine solche Ausdehnung der Verordnungen mit ihrem Erlaß beabsichtigt war. erscheint fraglich, und es ist wohl anzunehmen, daß das Verbot sich in allen Fällen nur auf die zum Trinkgenuß bestimmten Flüssigkeiten richten sollte, wie auch aus den überall angeführten Beispielen „Liköre, Kognak, Grog" hervorgeht. Genauere Angaben lassen sich jedoch bei dem Mangel an Einheitlichkeit unter den erlassenen Bestimmungen nicht machen. Die Rechtslage ist in jedem Falle nach der für den betreffenden Ort oder Bezirk geltenden Verordnung besonders zu beurteilen. Wo Zweifel bestehen, werden sie am besten durch Rückfrage bei der Behörde, welche die Verordnung erlassen hat, behoben.

Außer diesen Bestimmungen unterliegt die Abgabe von reinem. unverarbeitetem Branntwein in Apotheken noch einer weiteren Beschränkung. Diese gründet sich auf Bekanntmachungen des Reichskanzlers vom 15. April 1915 und des Präsidenten des Kriegsernährungsamts vom 22. Januar 1917 (Pharm. Ztg. 1915, Nr. 32 und 1917, Nr. 8). Danach kann Apotheken unverarbeiteter Branntwein gegen Entrichtung der Verbrauchsabgabe in bestimmter Menge geliefert werden, wenn er „zur Verwendung im eigenen Apothekenbetriebe" bestimmt ist.

Die Apotheker dürfen somit den so bezogenen Branntwein nur im Apothekenbetriebe zur Herstellung von Arzneien und sonstigen (offizinellen oder nicht offizinellen) pharmazeutischen Präparaten verarbeiten oder zur Vornahme von Untersuchungen verwenden. Dagegen dürfen sie den Branntwein u n v e r a r b e i t e t nur abgeben in Mengen von nicht mehr als 2 l im einzelnen an Ärzte Zahnärzte, Tierärzte und Hebammen, ferner nach ärztlicher, zahnärztlicher oder tierärztlicher schriftlicher Anweisung. Es ist also seitens der Apotheker zu unterscheiden zwischen der Verwendung von Branntwein innerhalb des Apothekenbetriebes, insbesondere der Verarbeitung zu Arzneien oder Arzneimitteln. und der Abgabe von unverarbeitetem (reinem) Branntwein. Erstere ist ohne Beschränkung zugelassen. letztere nur an bestimmte Abnehmerkreise und in beschränkten Mengen. Diese Beschränkungen beziehen sich aber nur auf reinen, unverarbeiteten Branntwein. Die vorher angeführten Einzelverordnungen der Zivil- und Militärbehörden gelten auch für daraus hergestellte alkoholhaltige Flüssigkeiten. Beide Arten von Anordnungen bestehen nebeneinander.

Spiritusversorgung der Apotheken.

Durch Bekanntmachung des Präsidenten des Kriegsernährungsamts vom 22. Januar 1917 (Zentralblatt für das Deutsche Reich, S. 17) sind die Ausführungsbestimmungen zu der Bekanntmachung, betreffend Einschränkung der Trinkbranntweinerzeugung, vom 15. April 1915 (Zentralblatt für das Deutsche Reich, S. 123) abgeändert worden. Danach gilt zurzeit für den Bezug von Alkohol für die Apotheken folgendes:

Kontingent:

Apotheken dürfen zur Verwendung im Apothekenbetriebe vom 1. Februar 1917 bis auf weiteres monatlich nicht mehr als $\frac{1}{12}$ der im Betriebsjahre 1913/14 versteuerten oder nachweislich versteuert bezogenen Alkoholmenge versteuern lassen. Die Apotheken sind somit auf eine dem Friedensverbrauch entsprechende Menge beschränkt.

Versteuerung:

Die Apotheken haben der für den Ort des Betriebes zuständigen Steuerstelle eine Anmeldung einzureichen, die enthält:

a. die Menge, deren Versteuerung beantragt wird,

b. den Zweck. zu dem der Branntwein verwendet werden soll,

c. die Erklärung, daß dem Verbraucher bekannt ist, daß eine Verwendung zu einem anderen als dem unter b. angegebenen Zwecke verboten ist,

d. die genaue Bezeichnung des Betriebs, in dem die Verwendung des Branntweins erfolgen soll (Name oder Firma, Name des Betriebsleiters, Ort. Straße und Hausnummer),

e. die Unterschrift des Betriebsleiters; die Steuerstelle kann deren Beglaubigung durch die Ortspolizeibehörde verlangen.

Die Steuerstelle prüft die Anmeldung und gibt die dem Apotheker zustehende Alkoholmenge für einen bestimmten Monat oder mit Genehmigung des Hauptamtes für drei Monate zur Versteuerung im voraus frei.

Die geprüfte und mit dem Freigabevermerk versehene Anmeldung erhält der Apotheker zurück. Auf Grund dieser steueramtlichen Bescheinigung kann der Apotheker Branntwein in Höhe der im Schein angegebenen Menge versteuern lassen, und zwar entweder selbst durch die für ihn zuständige Steuerstelle, oder auch durch einen Dritten, nämlich seinen Lieferanten (Händler oder Reinigungsanstalt), durch die für diesen zuständige Steuerstelle.

Bestellung:

In beiden Fällen hat der Apotheker seinem Lieferanten bei Erteilung, der Bestellung den Berechtigungsschein einzusenden.

Falls einem Apotheker ein Branntweinlieferant nicht bekannt ist, oder sein bisheriger Lieferant aus irgend einem Grunde nicht liefern kann oder will, ist die Spiritus-Zentrale G. m. b. H.,

Berlin W. 9, Schellingstraße 14—15, auf Anfrage jederzeit bereit, eine geeignete Lieferstelle nachzuweisen.

Preise und Bedingungen:

Für die Abgabe von Branntwein in Mengen unter 280 l sind bis auf weiteres die nachstehend aufgeführten Verkaufspreise festgesetzt worden, die nicht überschritten werden dürfen:

Für Primasprit in Mengen:

von   25 bis 60 l   reinen Alkohols   3.85 M. für 1 l reinen Alkohols versteuert,
von über 60 bis 100 l reinen Alkohols 3.80 M. für 1 l reinen Alkohols versteuert,
von über 100 bis 150 l reinen Alkohols 3,75 M. für 1 l reinen Alkohols versteuert,
von über 150 bis 279 l reinen Alkohols 3,70 M. für 1 l reinen Alkohols versteuert.

Bei Lieferung von filtriertem Primasprit kann ein Aufschlag bis zu 5 Pf., bei filtriertem Weinsprit bis zu 8 Pf. für 1 l reinen Alkohols zu vorstehenden Preisen hinzugerechnet werden.

Die Preise gelten für den Platz Berlin.

Je nach der geographischen Lage des Bezugsortes treten die durch Fracht usw. bedingten Unkosten hinzu. Die Zuschläge sind den Lieferstellen von der Spiritus-Zentrale vorgeschrieben und dürfen in keinem Falle 5 Pf. für 1 l übersteigen. Sämtliche Preise verstehen sich entweder frei Haus am Orte der Versandstelle oder bei Lieferung nach außerhalb frei Bahn des Versandortes.

Um auch kleinere Apothekenbetriebe, die einen Monatsverbrauch von weniger als 8.5 l reinen Alkohols haben, den beim Bezuge von 25 l einsetzenden Preis von 3.85 M. für 1 l reinen Alkohols genießen zu lassen, wird auf Antrag von dem Vorsitzenden der Reichsbranntweinstelle genehmigt, für einen längeren Zeitraum als 3 Monate, d. h. also mindestens 25 l, mit einem Male zu beziehen.

Für Betriebe, die erst nach Ablauf des Betriebsjahres 1913/14 entstanden sind, erfolgt die Festsetzung der zur Versteuerung freizugebenden Menge auf Antrag durch den Vorsitzenden der Reichsbranntweinstelle.

Bezugsrevers:

Soweit ein Apotheker bisher der Spiritus-Zentrale gegenüber einen Bezugsrevers noch nicht abgegeben hat, erübrigt sich von nun an die Ausfertigung eines solchen, sowie die Ausstellung der für besondere Zwecke zugelassenen Bestellkarte.

Verwendung:

Die Verwendung des zur Versteuerung freigegebenen Branntweins zu anderen als den angegebenen Zwecken, insbesondere die Abgabe in unverarbeitetem Zustande sowie die Herstellung von alkoholischen Getränken und von Liköressenzen ist verboten. Apotheken dürfen indessen den Branntwein in Mengen von nicht mehr als 2 l im einzelnen an Ärzte, Zahnärzte, Tierärzte und Hebammen, ferner nach ärztlicher, zahnärztlicher oder tierärztlicher schriftlicher Anweisung unverarbeitet abgeben.

Wie eingangs ausgeführt, kann die Versteuerung der von dem einzelnen Apotheker benötigten Menge auch durch einen Dritten erfolgen. Es ist damit dem Apotheker die Möglichkeit gegeben, von demjenigen Lieferanten, bei dem er Waren anderer Art bestellt hat, auch Spiritus zu beziehen und sich dadurch die Transportkosten zu verbilligen. Gegen den früheren Zustand ergibt sich eine Abweichung nur insofern, als früher ein jeder Lieferant nach Belieben Branntwein versteuert beziehen und lagern konnte, hierdurch also jederzeit in der Lage war, die bei ihm eingehenden Bestellungen ohne weiteres auszuführen. Eine solche Vorratshaltung ist nach den jetzt geltenden gesetzlichen Bestimmungen nicht mehr zulässig. Infolgedessen wird sich bei den Bezugsstellen, die ein Lager für unversteuerten Branntwein nicht besitzen, ergeben, daß sie die bei ihnen eingehenden Einzelbestellungen nicht sofort ausführen können, sondern ansammeln müssen. Erst wenn diese angesammelten Bestellungen einen größeren Umfang erreicht haben, wird der Lieferant Branntwein bestellen und liefern lassen können. Um Verzögerungen, die sich aus einer solchen Sammlung der Aufträge für die Ausführung der einzelnen Bestellung ergeben können, zu vermeiden, wird es sich empfehlen, den Abfertigungsantrag rechtzeitig zu stellen.

4.

Der Handel mit Arzneimitteln.

Bundesratsverordnung
vom 22. März 1917.

Der Bundesrat hat auf Grund des § 3 des Gesetzes über die Ermächtigung des Bundesrats zu wirtschaftlichen Maßnahmen usw. vom 4. August 1914 (Reichs-Gesetzbl. S. 327) folgende Verordnung erlassen:

§ 1. Der Handel mit Arzneimitteln ist vom 16. April 1917 ab nur solchen Personen gestattet, denen eine besondere Erlaubnis zum Betriebe dieses Handels erteilt worden ist.

Diese Vorschrift findet keine Anwendung

1. auf Personen, die bereits vor dem 1. August 1914 mit Arzneimitteln Handel getrieben haben, der sich nicht auf die unmittelbare Abgabe an die Verbraucher beschränkt,

2. auf Apotheken, in denen Arzneimittel nur unmittelbar an Verbraucher abgegeben werden,

3. auf sonstige Kleinhandelsbetriebe, in denen Arzneimittel nur unmittelbar an Verbraucher abgegeben werden,

4. auf Tierärzte, soweit sie in Ausübung ihrer tierärztlichen Tätigkeit Arzneimittel unmittelbar an Verbraucher abgeben dürfen

§ 2. Arzneimittel im Sinne dieser Verordnung sind solche chemischen Stoffe, Drogen und Zubereitungen, die zur Beseitigung, Linderung oder Verhütung von Krankheiten bei Menschen oder Tieren bestimmt sind.

§ 3. Die Erlaubnis wird auf Antrag erteilt. Sie kann zeitlich, örtlich und sachlich begrenzt werden. Wird sie örtlich unbegrenzt erteilt, so wirkt sie für das Reichsgebiet. Vorschriften, nach denen die Ausübung des Handels mit Arzneimitteln anderweitigen Beschränkungen unterliegt, bleiben unberührt. Die Erlaubnis kann versagt werden, wenn Bedenken wirtschaftlicher Art oder persönliche oder sonstige Gründe der Erteilung entgegenstehen.

§ 4. Die Erlaubnis kann von der Stelle, die zu ihrer Erteilung zuständig ist, zurückgenommen werden, wenn sich nachträglich Umstände ergeben, die die Versagung der Erlaubnis rechtfertigen würden.

In den Fällen des § 1 Abs. 2 Nr. 1 und 3 kann der Handel in solchen Fällen untersagt werden.

§ 5. Gegen die Versagung und die Zurücknahme der Erlaubnis sowie gegen die Untersagung des Handels ist nur Beschwerde zulässig; sie hat keine aufschiebende Wirkung.

§ 6. Die Landeszentralbehörden bestimmen, welche Stellen zur Erteilung, Versagung und Zurücknahme der Erlaubnis, zur Untersagung des Handels sowie zur Entscheidung über die Beschwerde zuständig sind; sie bestimmen auch das Nähere über das Verfahren

§ 7. Örtlich zuständig zur Entscheidung ist die Stelle, in deren Bezirke die Hauptniederlassung des Handelsbetriebs liegt. Fehlt es an einer inländischen Hauptniederlassung, so bestimmt die Landeszentralbehörde des Bundesstaats. in dem der Handel betrieben wird oder betrieben werden soll, die zuständige Stelle.

§ 8. Die Stelle, von der die Erlaubnis versagt oder zurückgenommen oder der Handel untersagt worden ist, kann die Vorräte an Arzneimitteln übernehmen und auf Rechnung und Kosten des Händlers verwerten. Ist Beschwerde (§ 5) eingelegt, so ist mit der Übernahme nach Möglichkeit bis zur Entscheidung über die Beschwerde zu warten.

Über Streitigkeiten, die sich aus der Übernahme und Verwertung ergeben, entscheidet endgültig die von der Landeszentralbehörde bestimmte Stelle.

§ 9. Mit Gefängnis bis zu einem Jahre und mit Geldstrafe bis zu zehntausend Mark oder mit einer dieser Strafen wird bestraft:

1. wer ohne die erforderliche Erlaubnis (§ 1) oder nach Zurücknahme der Erlaubnis oder nach

erfolgter Untersagung (§ 4) Handel mit Arzneimitteln treibt,

2. wer den Preis für Arzneimittel durch unlautere Machenschaften, insbesondere Kettenhandel, steigert.

Neben der Strafe kann auf Einziehung der Arzneimittel erkannt werden, auf die sich die strafbare Handlung bezieht, ohne Unterschied, ob sie dem Verurteilten gehören oder nicht. Ist die Verfolgung oder Verurteilung einer bestimmten Person nicht ausführbar, so kann auf die Einziehung selbständig erkannt werden.

§ 10. Es ist verboten, in periodischen Druckschriften oder in sonstigen Mitteilungen, die für einen größeren Kreis von Personen bestimmt sind,

1. ohne vorherige Genehmigung der von der Landeszentralbehörde bestimmten Stellen sich zum Erwerbe von Arzneimitteln zu erbieten,

2. zur Abgabe von Preisangeboten auf Arzneimittel aufzufordern,

3. bei Ankündigungen über Erwerb oder Veräußerung von Arzneimitteln oder über die Vermittlung solcher Geschäfte Angaben zu machen, die geeignet sind, einen Irrtum über die geschäftlichen Verhältnisse des Anzeigenden oder die Menge der ihm zur Verfügung stehenden Vorräte oder über den Anlaß oder Zweck des Ankaufs, Verkaufs oder der Vermittlung zu erwecken.

Es ist ferner verboten, in periodischen Zeitschriften bei Ankündigungen über Veräußerung von Arzneimitteln Preise anzugeben.

Das Verbot im Abs. 1 Nr. 1, 2 sowie im Abs. 2 findet keine Anwendung auf Behörden.

Die Verleger periodisch erscheinender Druckschriften sind verpflichtet, die Unterlagen für die erscheinenden Anzeigen über Arzneimittel auf die Dauer von mindestens sechs Monaten vom Tage des Erscheinens ab aufzubewahren. Eine Prüfungspflicht dahin, ob die Anzeigen dem Verbot im Abs. 1 zuwiderlaufen, liegt den Verlegern sowie den bei der Herstellung und Verbreitung der Druckschriften tätigen Personen nicht ob.

§ 11. Mit Gefängnis bis zu einem Jahre und mit Geldstrafe bis zu zehntausend Mark oder mit einer dieser Strafen wird bestraft, wer den Vorschriften im § 10 Abs. 1, Abs. 2, Abs. 4 Satz 1 zuwiderhandelt.

Werden in den Fällen des § 10 Abs. 1 Nr. 3 die Angaben in einem geschäftlichen Betriebe von einem Angestellten oder Beauftragten gemacht, so ist der Inhaber oder Leiter des Betriebs neben dem Angestellten oder Beauftragten strafbar, wenn die Handlung mit seinem Wissen geschah.

§ 12. Die Verordnung tritt mit dem 16. April 1917 in Kraft. Der Reichskanzler bestimmt den Zeitpunkt des Außerkrafttretens.

Personen, die beim Inkrafttreten der Verordnung Handel mit Arzneimitteln treiben, hierzu aber einer besonderen Erlaubnis bedürfen, können ihren Handel bis zum 1. Juni 1917 oder, wenn sie bis zu diesem Tage den Antrag auf Erteilung der Erlaubnis gestellt haben, bis zur Entscheidung über den Antrag ohne Erlaubnis fortführen.

Berlin, den 22. März 1917.

Der Stellvertreter des Reichskanzlers.

Dr. Helfferich.

Preußische Ausführungsanweisung.

Auf Grund der §§ 6, 7. 8 Abs. 2 und § 10 Abs. 1 Ziffer 1 der Verordnung über den Handel mit Arzneimitteln vom 22. März 1917 wird folgendes bestimmt:

Zu §§ 1, 3, 4, 6.

1. Die vorstehend genannte Verordnung bezweckt, Mißständen, die auf dem Gebiete des Arzneimittelhandels hervorgetreten sind, entgegenzuwirken. Es sollen unzuverlässige Personen vom Arzneimittelhandel dadurch ferngehalten werden, daß die Ausübung dieses Handels. abgesehen von gewissen Ausnahmen. an eine besondere Erlaubnis geknüpft wird. Ferner soll der Kettenhandel mit Arzneimitteln ausgeschaltet und das Anpreisen in ungehöriger Form, sei es unter Angabe von Preisen, sei es unter Aufforderung zur Abgabe von Preisangeboten oder dergl. unmöglich gemacht werden. Die Verordnung erstreckt sich nur auf den Großhandel. Einer Erlaubnis bedürfen nicht der Kleinhandel in den Apotheken und sonstigen Handelsbetrieber sowie die Abgabe von Arzneimitteln seitens der Tierärzte in Ausübung ihrer tierärzt-

lichen Tätigkeit. Unter Kleinhandel wird die unmittelbare Abgabe an die Verbraucher verstanden. Als Verbraucher gelten auch Krankenanstalten, ärztliche Hausapotheken und ähnliche Einrichtungen. Ausgenommen von der Verpflichtung zur Einholung der Erlaubnis sind ferner alle Personen, die bereits vor dem 1. August 1914 Großhandel betrieben haben. Dies gilt auch für Apotheken (§ 1 Abs. 2 Ziffer 1). Hat ein Apothekeninhaber seinen Betrieb nach dem 1. August 1914 begonnen, so bedarf er für den eigentlichen Apothekenbetrieb (unmittelbare Abgabe an die Verbraucher) keiner Erlaubnis (§ 1 Abs. 2 Ziffer 2); er braucht sie aber, wenn er Großhandel betreiben will. Ebenso verhält es sich mit den sonstigen Kleinhändlern von Arzneimitteln (§ 1 Abs. 2 Ziffer 3). Der eigentliche Apothekenbetrieb wird durch die Verordnung nicht betroffen; für eine etwaige Entziehung der Apothekenkonzession bietet sie keine Handhabe.

2. Zur Entscheidung über die Erteilung, Versagung und Zurücknahme der Erlaubnis zum Handel mit Arzneimitteln sowie zur Untersagung des Handels in den Fällen des § 1 Abs. 2 Nr. 1 und 3 ist in Stadtkreisen die Ortspolizeibehörde, in Landkreisen der Landrat, im Landespolizeibezirk Berlin der Polizeipräsident in Berlin zuständig.

3. Der Antrag auf Erteilung der Erlaubnis ist schriftlich einzureichen. Es ist darin anzugeben, ob und seit wann der Antragsteller eine im Handelsregister eingetragene Firma besitzt, mit welchen Waren er bisher gehandelt hat, ob er Arzneimittel nur an Zwischenhändler oder auch an Verbraucher oder ausschließlich an Verbraucher abgibt, ob er wegen Zuwiderhandlung gegen die Höchstpreisverordnungen, gegen die Verordnungen über Vorratserhebung vom 2. Februar und 3. September 1915 und die Verordnung gegen übermäßige Preissteigerung vom 23. Juli 1915 bestraft ist, und ob ein Verfahren wegen Untersagung des Handelsbetriebes auf Grund der Verordnung zur Fernhaltung unzuverlässiger Personen vom Handel vom 23. September 1915 gegen ihn geschwebt hat. Ist dem Antragsteller auf Grund der letztgenannten Verordnung

der Handelsbetrieb untersagt gewesen, so kann
der Antrag auf Erteilung der Erlaubnis nur gestellt werden, nachdem die Wiederaufnahme des
Handelsbetriebes gemäß § 2 Abs. 3 der Verordnung vom 23. September 1915 gestattet worden
ist. In dem Antrage ist ferner anzugeben, für
welche Zeit und für welches Gebiet die Erlaubnis
erteilt werden soll.

4. Die zur Entscheidung nach Ziffer 1 zuständige Stelle kann jederzeit die Vorlegung der
Handelsbücher sowie eine Auskunft über die Per-
sönlichkeit der Angestellten des Antragstellers
verlangen.

5. Die Erlaubnis kann versagt werden. wenn
Bedenken wirtschaftlicher Art oder persönliche
oder sonstige Gründe der Erteilung entgegenstehen (§ 3 Abs. 2). Sie kann, wenn sie erteilt
ist, wieder zurückgenommen werden, wenn sich
nachträglich Umstände ergeben. die die Versagung der Erlaubnis rechtfertigen würden (§ 4
Abs. 1).

Ergeben sich bei einem Betriebe, der nicht
genehmigungspflichtig ist, Bedenken wirtschaftlicher, persönlicher oder sonstiger Art, so kann
auch der Handel selbst untersagt werden. Die
Untersagung hat sich aber auf die Fälle des § 1
Abs. 2 Ziffer 1 und 3 zu beschränken, d. h. ein-
mal auf Personen, die bereits vor dem 1. August
1914 den Großhandel mit Arzneimitteln betrieben
haben (Ziffer 1). und sodann auf Kleinhandelsbetriebe (Ziffer 3). Dagegen ist bei A p o t h e -
k e n (Ziffer 2) und bei Tierärzten (Ziffer 4)
e i n e   s o l c h e   U n t e r s a g u n g   u n s t a t t -
h a f t, soweit beide nicht etwa Großhandel betreiben (Ziffer 1). Vor der Zurücknahme einer
Erlaubnis (§ 4 Abs. 1) oder vor der Untersagung
des Handels (§ 4 Abs. 2) ist dem Beteiligten Ge-
legenheit zur Geltendmachung etwaiger Einwen-
dungen zu geben.

6. Der § 3 Abs. 2 der Verordnung läßt für
die Entscheidung der Frage. welche Gründe für
die Versagung und die Zurücknahme der Erlaubnis sowie für die Untersagung des Handels (§ 4
Abs. 2) in Frage kommen. den durch die Sachlage
gebotenen Spielraum. Neben den Versagungs-
gründen. die in der Person des Unternehmers
und der Beschaffenheit der Unternehmung liegen,

z. B. Unzuverlässigkeit, Mangel an Sachkenntnis, Mangel an den für einen ordnungsmäßigen Handelsbetrieb erforderlichen Einrichtungen oder dem nötigen Betriebskapital, kann die Versagung der Zulassung oder die fernere Nichtzulassung eines Betriebes auch mit Bedenken wirtschaftlicher Art begründet werden. Solche können namentlich daraus hergeleitet werden, daß für den in Rede stehenden Handelsbetrieb kein Bedürfnis vorliegt.

Die Erlaubnis kann zeitlich, örtlich und sachlich begrenzt werden. Sie kann von der Erfüllung bestimmter Bedingungen abhängig gemacht werden. Dies wird sich besonders dann empfehlen, wenn eine dauernde Überwachung des zu gestattenden Handelsbetriebes erwünscht ist, etwa um einer ungesunden Preisentwicklung oder einer Irreführung des Publikums entgegenzuwirken. Bedingungen dieser Art können z. B. sein: die Verpflichtung, Bücher zu führen, die über Herkunft und Verbleib der Ware, Einkaufs- und Verkaufspreise Auskunft geben, die Entlassung von Angestellten, die sich als unzuverlässig im Handel erwiesen haben, oder das Verbot des Gebrauchs einer Firmenbezeichnung, die geeignet ist, über Art und Umfang des Geschäftsbetriebes im Publikum Irrtum zu erregen. Werden die Bedingungen nicht erfüllt, so ist die erteilte Erlaubnis gemäß § 4 der Verordnung zurückzunehmen.

7. Dem Handeltreibenden ist über die Erteilung der Erlaubnis eine Bescheinigung auszuhändigen.

8. Die Entscheidung ist gebührenpflichtig. Die Gebühr beträgt für Handelsbetriebe, die gemäß §§ 6, 8 des Gewerbesteuergesetzes vom 24. Juni 1891 zur Gewerbesteuerklasse I veranlagt sind, 50 M., für die der Gewerbesteuerklasse II 30 M.. der Gewerbesteuerklasse III 10 M. Für Betriebe der Gewerbesteuerklasse IV und die gemäß §§ 5, 7 des Gesetzes von der Gewerbesteuer befreiten Betriebe ergeht die Entscheidung gebührenfrei.

Zu § 5.

Über die Beschwerde entscheidet endgültig der Regierungspräsident, in dessen Bezirk die zur Erteilung der Erlaubnis zuständige Stelle ihren Sitz hat, soweit der Landespolizeibezirk

Berlin in Betracht kommt, der Oberpräsident in Potsdam.

Zu § 7.

Fehlt es an einer inländischen Hauptniederlassung, so bestimmt, wenn die Erlaubnis für ein die Grenzen eines Regierungsbezirkes nicht überschreitendes Gebiet nachgesucht wird, der Regierungspräsident die zuständige Stelle; im übrigen ist der Polizeipräsident in Berlin zuständig.

Zu § 8.

Über Streitigkeiten, die sich aus der Übernahme und Verwertung zwischen den Beteiligten ergeben, entscheidet endgültig der Regierungspräsident, in dessen Bezirk sich die zu übernehmenden und zu verwertenden Arzneimittelvorräte befinden, im Landespolizeibezirk Berlin der Oberpräsident zu Potsdam.

Zu § 10.

Zur Erteilung der im § 10 Abs. 1 Ziffer 1 vorgesehenen Genehmigung ist die Polizeibehörde des Ortes der gewerblichen Niederlassung oder, in Ermangelung einer solchen, des Wohnortes des Anzeigenden zuständig. In Orten, in denen eine Preisprüfungsstelle errichtet ist, ist diese zuständig.

Berlin, den 23. April 1917.

Der Minister für Handel und Gewerbe
I. A.: Lusensky.

Der Minister für Landwirtschaft, Domänen und Forsten.
I. A.: Dr. Hellich.

Der Minister des Innern.
I A.: Drews.

Sächsische Ausführungsanweisung.

1. Wer mit Arzneimitteln handelt, ohne daß die Voraussetzungen in § 1 Absatz 2 der Reichskanzlerbekanntmachung vorliegen, hat ein schriftliches Gesuch um Erlaubnis bei der Amtshauptmannschaft, in Städten mit Revidierter Städteordnung beim Stadtrate, alsbald einzureichen. Als Verbraucher im Sinne von § 1 Absatz 2 gelten

auch Krankenanstalten, ärztliche Hausapotheken und ähnliche Einrichtungen.

2. Das Gesuch muß angeben: 1. ob und seit wann der Antragsteller eine im Handelsregister eingetragene Firma besitzt, 2. ob und mit welchen Arzneimitteln er vor dem 1. August 1914 gehandelt hat, 3. ob er wegen Zuwiderhandlung gegen die Höchstpreisverordnungen, gegen die Verordnungen über Vorratserhebungen vom 2. Februar und 3. September 1915 und die Verordnung gegen übermäßige Preissteigerung vom 23. Juli 1915 bestraft ist und ob ein Verfahren wegen Untersagung des Handelsbetriebs auf Grund der Verordnung zur Fernhaltung unzuverlässiger Personen im Handel vom 23. September 1915 gegen ihn geschwebt hat. Ist dem Antragsteller auf Grund dieser Verordnung der Handelsbetrieb untersagt worden, so kann der Antrag auf Erteilung der Erlaubnis von ihm nur gestellt werden, nachdem die Wiederaufnahme des Handelsbetriebs nach § 2 Absatz 2 der Verordnung vom 23. September 1915 gestattet worden ist, 4. ob nach der Verordnung über den Handel mit Lebens- und Futtermitteln vom 24. Juni 1916 der Antragsteller zum Handel zugelassen war oder ob ihm die Erlaubnis versagt oder entzogen worden ist, oder ob nach § 11 und § 12 derselben Verordnung ein Strafverfahren gegen ihn geschwebt hat.

3. Für die Erteilung. Versagung und Zurücknahme der Erlaubnis, sowie die Untersagung des Handels mit Arzneimitteln (§ 6) werden bei den Amtshauptmannschaften und den Städten mit Revidierter Städteordnung für ihren Bezirk E n t - s c h e i d u n g s s t e l l e n errichtet.

Sie bestehen aus dem Amtshauptmann, in Städten mit Revidierter Städteordnung aus dem Bürgermeister als Vorsitzendem und 3 Mitgliedern, darunter 2 Vertretern des Handels und einem L e i t e r e i n e r ö f f e n t l i c h e n A p o - t h e k e. Die Mitglieder sind ehrenamtlich ohne Entgelt tätig. Der Vorsitzende kann einen juristischen Beamten seiner Behörde mit seiner Vertretung beauftragen. Die Mitglieder werden vom Vorsitzenden ernannt. Für die Handelsvertreter haben die Handelskammern mindestens 4, für die Apothekervertreter die pharmazeutischen Kreisvereine mindestens 2 Personen umgehend dem Vorsitzenden vorzuschlagen. . . . .

(4 betr. Verfahren.)

5. Bei der Entscheidung sind die in § 3 Absatz 2 genannten Umstände erschöpfend zu würdigen. Mit der Versagung oder Ausschließung braucht ein persönlicher Makel nicht verbunden zu sein. Versagungsgründe können in erster Linie sein: Unzuverlässigkeit, Mangel an Sachkenntnis, Fehlen der erforderlichen Einrichtungen für einen geordneten Handelsbetrieb. Mangel des nötigen Betriebskapitals; daneben kann die Versagung oder die fernere Nichtzulassung auch auf Bedenken volkswirtschaftlicher Art gegründet werden. Solche können unter den gegenwärtigen Verhältnissen namentlich daraus hergeleitet werden, daß für den betreffenden Handelsbetrieb **kein Bedürfnis** vorliegt. Erweist sich eine Einschränkung der Zahl der Händler als nötig, so sind in erster Linie diejenigen Personen auszuschließen, die erst nach dem 1. August 1914 den Handel mit Arzneimitteln aufgenommen haben.

6. Die Erlaubnis kann abgesehen davon, daß sie zeitlich. örtlich und sächlich begrenzt werden darf (§ 3), außerdem an Bedingungen geknüpft werden. Bedingungen dieser Art können z. B. sein: die Verpflichtung. Bücher zu führen, die über Herkunft und Verbleib der Ware, Einkaufs- und Verkaufspreise Auskunft geben, und diese Bücher auf Verlangen vorzulegen. die Entlassung von Angestellten, die sich als unzuverlässig im Handel erwiesen haben, der Nichtgebrauch einer Phantasiefirma oder einer Firmenbezeichnung. die geeignet ist. über Art und Umfang des Geschäftsbetriebes Irrtum zu erregen. Werden die Bedingungen nicht erfullt, so ist die erteilte Erlaubnis nach § 4 zu entziehen.

(7 betr. Erlaubnisschein.)

8. Die Entscheidungen der Entscheidungsstelle sind binnen 2 Wochen, von der Behändigung ab, mittels Beschwerde anfechtbar. Die Beschwerde ist schriftlich bei der Entscheidungsstelle einzureichen. Über sie befindet die vorgesetzte Kreishauptmannschaft.

9. Im Falle des § 7 Satz 2 bestimmt das Ministerium des Innern die zuständige Stelle.

Über Streitigkeiten im Sinne von § 8 Absatz 2 entscheidet endgültig die dem beteiligten Kommunalverband vorgesetzte Kreishauptmannschaft.

10. Wer in periodischen Druckschriften oder in sonstigen Mitteilungen, die für einen größeren Kreis von Personen bestimmt sind, sich zum E r w e r b   v o n   A r z n e i m i t t e l n anbietet oder zur Abgabe von Preisangeboten auf Arzneimittel auffordert, bedarf dazu der vorherigen Genehmigung der Polizeibehörde (Amtshauptmannschaft Stadtrat) seiner gewerblichen Niederlassung oder in Ermangelung einer solchen, seines Wohnorts

(11. betr. Gebühren.)

Dresden, am 28 April 1917.

Ministerium des Innern

Die Ausführungsanweisungen der übrigen Bundesstaaten sind, soweit sie schon vorliegen. kurzer und beschränken sich darauf die für die Handhabung der Verordnung in Betracht kommenden Stellen zu bestimmen.

Nach § 6 der Verordnung bestimmen die Landeszentralbehörden. ..welche Stellen zur Erteilung, Versagung und Zurücknahme der Erlaubnis, zur Untersagung des H a n d e l s sowie zur Entscheidung über die Beschwerde zuständig sind; sie bestimmen auch das Nähere über das Verfahren". Die Landeszentralbehörde hat ferner nach § 8 Abs. 2 die Stelle anzugeben, welche über S t r e i t i g k e i t e n entscheidet, die sich aus der Übernahme und Verwertung von Arzneimittelvorräten ergeben, und nach § 10 Abs 1 Nr. 1 die Stelle, welche die Genehmigung erteilt, „in periodischen Druckschriften oder in sonstigen Mitteilungen sich zum Erwerbe von Arzneimitteln zu erbieten", also K a u f g e s u c h e   v o n   A r z n e i m i t t e l n zu erlassen. Nachdem jetzt die Ausführungsanweisungen aus den größeren Bundesstaaten vorliegen, ist es von Interesse. die Behörden, welchen die Handhabung der Verordnung übertragen ist, zusammenzustellen. Danach sind zuständig in:

Anhalt: Für den Handel die Kreisdirektionen, bzw. in den Städten Dessau, Bernburg. Cöthen und Zerbst die Polizeiverwaltungen, für Beschwerden und Streitigkeiten nach § 8 die Regierung, Abteilung des Innern, für Kaufgesuche betr. Arzneimittel die Ortspolizeibehörden, bzw. in Orten, wo eine Preisprüfungsstelle besteht, diese letztere.

Baden: für den Handel und für Kaufgesuche betr. Arzneimittel die Bezirksämter, für Beschwerden und für Streitigkeiten nach § 8 der Landeskommissär. Vor Erteilung oder Zurücknahme der Erlaubnis sowie Untersagung des Handels ist die zuständige Handels- und Apothekerkammer gutachtlich zu hören.

Bayern: für den Handel und für Kaufgesuche betr. Arzneimittel die Distriktsverwaltungsbehörden, in München die Polizeidirektion, für Beschwerden und für Streitigkeiten nach § 8 die Regierungen. Kammern des Innern.

Hamburg: für den Handel besondere Kommissionen, für Beschwerden eine Beschwerdekommission, für Kaufgesuche betr. Arzneimittel und für Streitigkeiten nach § 8 im Stadtgebiete die Deputation für Handel, Schiffahrt und Gewerbe, in Ritzebüttel der Amtsverwalter, im übrigen Landgebiet die Landherrenschaften.

Hessen: für den Handel die Kreisausschüsse, für Beschwerden gilt § 62 der Ausf.-Anw. zur Gew.-Ordg., für Kaufgesuche betr. Arzneimittel und Streitigkeiten nach § 8 sieht die Ausf.-Anw. nichts vor.

Preußen: für den Handel in Stadtkreisen die Ortspolizeibehörde, in Landkreisen der Landrat, im Landespolizeibezirk Berlin der Polizeipräsident, für Beschwerden und für Streitigkeiten nach § 8 die Regierungspräsidenten, im Landespolizeibezirk Berlin der Oberpräsident in Potsdam, für Kaufgesuche betr. Arzneimittel (§ 10) die Ortspolizeibehörden, bzw. in Orten, wo eine solche besteht, die Preisprüfungsstelle.

Sachsen: für den Handel besondere bei den Amtshauptmannschaften und den Städten mit revidierter Städteordnung gebildete Entscheidungsstellen, denen auch ein Apothekenleiter angehört, für Beschwerden und für Streitigkeiten nach § 8 die Kreishauptmannschaften, für Kaufgesuche betr. Arzneimittel die Polizeibehörden (Amtshauptmannschaften, Stadträte).

Sachsen-Meiningen: für den Handel die Landräte, für Beschwerden und Streitigkeiten nach § 8 das Ministerium Abteilung des Innern, für Kaufgesuche betr. Arzneimittel ist nichts vorgesehen.

Württemberg: für den Handel und für Kaufgesuche betr. Arzneimittel die Oberämter, für Beschwerden die Kreisregierungen, über die Entscheidung von Streitigkeiten nach § 8 ist nichts gesagt.

Die Stellen, welche die Erlaubnis zum Erlasse von Kaufgesuchen von Arzneimitteln zu erteilen haben, sind somit in Hamburg, Preußen und Sachsen andere als diejenigen, denen die Genehmigung und Untersagung des Handels mit Arzneimitteln obliegt. In Hessen und Sachsen-Meiningen sind für die Genehmigung von Kaufgesuchen überhaupt keine zuständigen Behörden genannt. Über die Entscheidung von Streitigkeiten fehlt eine nähere Angabe in Hessen und Württemberg.

5.

Kriegsmerkblatt für angestellte Apotheker.

Die Rechtsverhältnisse der angestellten Apotheker sind durch den Kriegszustand und die Schaffung der Hilfsdienstpflicht in mehrfacher Hinsicht beeinflußt worden. Es wird von Interesse sein, die wichtigsten Punkte zusammenzufassen. Wir unterscheiden dabei drei Gruppen von Angestellten: I. die zum Heeresdienst einberufenen; II. die zwecks Dienstleistung in einer Zivilapotheke aus dem Heeresdienst vorübergehend entlassenen oder beurlaubten und III. die gleichviel aus welchen Gründen nicht zum Heeresdienst herangezogenen.

I.

Für eingezogene Angestellte kommt folgendes in Betracht:

1. Dienstverhältnis. Die wichtigste Frage bei Einberufung von Angestellten zum Heeresdienst betrifft die Lösung oder das Fortbestehen ihres Dienstverhältnisses. Die Entscheidung ruht hier bei dem Arbeitgeber. Denn vom rechtlichen Standpunkt ist kaum zu bestreiten, daß namentlich angesichts der Länge des gegenwärtigen Krieges eine Einberufung zum Kriegsdienst als ein „wichtiger Grund" anzusehen ist, der den Prinzipal gemäß §§ 70 und 72 H.-G.-B. und § 626 B. G.-B. zur sofortigen Auflösung des Dienstverhältnisses ohne Innehaltung einer Kündigungsfrist berechtigt. Erfolgt eine solche formelle Kündigung nicht, so kann gleichwohl die Aufhebung des Dienstvertrages als stillschweigende

Übereinkunft beider Teile aufzufassen sein. Da sich aber hierüber leicht Zweifel ergeben können, ist in jedem Falle eine bestimmte klare Vereinbarung darüber zu empfehlen, ob das Dienstverhältnis infolge der Einberufung als gelöst gelten oder ob es weiter bestehen soll. d. h. in letzterem Falle. ob die Stelle dem Einberufenen offen gehalten werden und er nach glücklicher Rückkehr Anspruch auf Wiedereintritt in seine frühere Stelle haben soll.

2. Gehaltszahlung. In zweiter Hinsicht interessiert den einberufenen Angestellten die Frage, ob er Anspruch auf Fortzahlung des Gehaltes auf gewisse Zeit hat. Das ist rein rechtlich nicht der Fall, da ein solcher Anspruch vom H.-G.-B. für die als Handlungsgehilfen anzusehenden Angestellten in § 63 nur bei unverschuldetem „Unglück". für die übrigen Angestellten vom B. G.-B in § 616 nur bei „verhältnismäßig nicht erheblicher" Unterbrechung der Dienstzeit vorgesehen ist. Beide Voraussetzungen treffen bei einer Einberufung zum Heeresdienst nicht zu. Daß insbesondere der eingezogene Handlungsgehilfe keinen Anspruch auf Zahlung von Gehalt für sechs Wochen hat, da die Einziehung nicht als „unverschuldetes Unglück" im Sinne des § 63 des H.-G.-B. anzusehen ist. hat das Kammergericht unter dem 7. November 1915 (Pharm. Ztg. 1915 Nr. 101) und 6. Juni 1916 (1916 Nr. 51) mit überzeugender Begründung entschieden. Bei der noch gar nicht abzusehenden Dauer des Krieges wird anderseits die durch Einberufung bedingte Unterbrechung des Dienstverhältnisses fast stets eine „verhältnismäßig erhebliche" sein, so daß auch die Bestimmung in § 616 B. G.-B. nicht in Betracht kommt. Diese Rechtslage schließt natürlich eine den Angestellten günstigere vertragliche Regelung der Angelegenheit nicht aus. Ohne eine solche hat aber jedenfalls der einberufene Angestellte einen rechtlichen Anspruch auf Gehaltszahlung nur bis zum Tage seines Dienstaustrittes.

3. Anrechnung des Kriegsdienstes. Hierüber gilt folgendes:

a. Den Kandidaten der Pharmazie kann der Kriegsdienst bis zur Dauer eines Jahres auf die gemäß § 35 der Prüfungsordnung für Apotheker nach vollständig bestandener pharmazeutischer Prüfung nachzuweisende zweijährige praktische Geh'ilfenzeit in Apotheken angerechnet werden. Bundesratsverordnung vom 2. Februar 1917

b. Die Zeiten, in denen Versicherte im gegenwärtigen Kriege Kriegs-, Sanitäts- oder ähnliche Dienste geleistet haben. werden, soweit sie in vollen Kalendermonaten bestehen, auf die Wartezeit und bei Berechnung der Versicherungsleistungen an Ruhegeld und Hinterbliebenenrenten nach dem Versicherungsgesetz für Angestellte als Beitragszeiten angerechnet. ohne daß Beiträge entrichtet zu werden brauchen. Bundesratsverordnung vom 26. August 1915.

c. Bei Bewerbungen um Apothekenkonzessionen ist bei der Feststellung des Approbationsalters die Zeit. während der ein Bewerber um eine ausgeschriebene Apothekenkonzession früher (während der Lehrlings- und Gehilfenzeit, wie nach erlangter Approbation) im Heeresdienst gestanden hat, der Tätigkeit im Apothekerberuf gleichzuachten und der nachgewiesenen Dauer der wirklichen Berufstätigkeit nach erlangter Approbation als Apotheker hinzuzurechnen Preuß. Min.-Erl. vom 11. September 1916. Ebenso in Sachsen. Baden und Hessen

4. Steuerpflicht. Die Frage der Besteuerung der zum Heeresdienst eingezogenen Personen ist besonders seitens der Militärapotheker zur Sprache gebracht worden. Hierüber gilt in Preußen. wie in einem Artikel in Pharm. Ztg. 1916 Nr. 52 ausgeführt wurde, folgendes:

a. Das Militäreinkommen aller Angehörigen des aktiven Heeres und der aktiven Marine. also auch aller Oberapotheker, ist während der Dauer der Kriegsformation von der Staats-Einkommensteuer, aber nicht von der Gemeinde-Einkommensteuer befreit

b. Die gesamte Staats-Einkommensteuer (also auch vom Zivileinkommen) der mit einem Gesamteinkommen von nicht mehr als 3000 M. veranlagten Unteroffiziere und Mannschaften des Beurlaubtenstandes wird für diejenigen Monate, in denen sie sich im aktiven Dienste befinden, nicht erhoben.

c. Das Zivileinkommen der Oberapotheker ist mithin während der Kriegsformation staats- und gemeindesteuerpflichtig, das Militäreinkommen nur gemeindesteuerpflichtig.

II.

Über die rechtlichen Verhältnisse der eingezogenen, aber für den Dienst in einer Zivilapotheke beurlaubten Apotheker ist folgendes zu sagen:

1. Die geschäftlichen Vereinbarungen zwischen einem Apothekenbesitzer und einem zum Heeresdienst eingezogenen, aber von der Militärbehörde zwecks Dienstleistung in einer Zivil-Apotheke entlassenen, oder beurlaubten Apothekers sind ohne Mitwirkung der Militärbehörden zu regeln (vgl. die Bekanntmachung des Sanitätsamtes XII. A.K. Dresden v.24.Juli 1916, Pharm. Ztg.1916 Nr.61).

2. Durch Abschluß der Vereinbarungen wird ein Dienstverhältnis zwischen den beiden Beteiligten begründet, welches den gleichen gesetzlichen Bestimmungen wie im Frieden unterliegt. Hinsichtlich der Auflösung oder Kündigung des Dienstverhältnisses gelten somit die Bestimmungen des H.-G.-B. bzw. B. G.-B.: Ist das Dienstverhältnis auf bestimmte Zeit, etwa für die Zeit der erfolgten Beurlaubung abgeschlossen, so kann es vor Ablauf der Frist nur beim Vorliegen eines wichtigen Grundes gekündigt werden, ist es auf unbestimmte Zeit abgeschlossen, so tritt die sechswöchentliche Kündigungsfrist für den Schluß eines Kalendervierteljahres ein. Bei erfolgter Kündigung wird sich eine Mitteilung darüber an die Militärbehörde empfehlen.

3. Auf die Tätigkeit eines von der Militärbehörde beurlaubten oder entlassenen Apothekers in einer Zivilapotheke findet das Gesetz über den vaterländischen Hilfsdienst Anwendung (s. unt. III).

4. Auch unterliegt ein solcher Apotheker den Reichsversicherungsgesetzen in gleicher Weise wie jeder andere Angestellte. Nur bei einer militärischen „Kommandierung" kommt die Versicherung nicht in Betracht (Preuß. Min.-Erl. vom 17. Mai 1916).

III.

Alle männlichen nicht zum Dienst in der bewaffneten Macht einberufenen (also auch die wehrpflichtigen, aber reklamierten, sowie die beurlaubten oder entlassenen) Apothekenangestell-

ten vom 17. bis zum 60. Lebensjahre sind **h i l f s -
d i e n s t p f l i c h t i g .** (§ 1 des Gesetzes vom
5. Dezember 1916.) Eine Befreiung oder Zurück-
stellung vom Hilfsdienst kennt das Gesetz nicht.
Dadurch sind verschiedene Einwirkungen auf
ihre Rechtsstellung bedingt:

1. Abkehrschein. Hierüber enthält eine
Bundesratsverordnung vom 30. Januar 1917 in Ver-
bindung mit dem Hilfsdienstgesetz folgende Bestimmungen:

a. Wird das Beschäftigungsverhältnis eines
Hilfsdienstpflichtigen **d u r c h d e n A r b e i t -
g e b e r o d e r m i t s e i n e r Z u s t i m m u n g**
aufgelöst, so hat dieser dem Hilfsdienstpflichtigen
hierüber eine Bescheinigung (Abkehrschein) auszustellen. Weigert sich der Arbeitgeber, das zu
tun, so steht dem Hilfsdienstpflichtigen die Beschwerde an den Schlichtungsausschuß zu, der zu
prüfen hat, ob ein wichtiger Grund für das Aus-
scheiden vorliegt. Bejahendenfalls stellt der
Ausschuß dem Hilfsdienstpflichtigen eine dem
Abkehrschein gleichwertige Bescheinigung aus.
Als wichtiger Grund gilt auch eine angemessene Ver-
besserung der Arbeitsbedingungen im Hilfsdienst.

b. Jeder Arbeitgeber, der sich weigert, den
Abkehrschein auszustellen, ist verpflichtet, den
Hilfsdienstpflichtigen zu Arbeitsbedingungen, die
mindestens nicht ungünstiger als die bisherigen
sind, weiterzubeschäftigen. Der Hilfsdienstpflichtige, der von der Beschwerde an den Ausschuß
Gebrauch macht, hat das Beschäftigungsverhältnis bis zur Entscheidung über seine Beschwerde
fortzusetzen, es sei denn, daß ihm die Fortsetzung
nach den Umständen des Falles nicht zugemutet
werden kann.

c. Aus dem Abkehrscheine müssen Name oder
Firma des Arbeitgebers sowie Ort, Straße und
Hausnummer der Beschäftigungsstelle, wo der
Hilfsdienstpflichtige zuletzt tätig war, sowie die
Dauer der letzten Beschäftigung ersichtlich sein.
Der Abkehrschein muß auf einem besonderen, von
den Arbeitspapieren des Hilfsdienstpflichtigen
getrennten Blatte erteilt und dem neuen Arbeitgeber abgegeben werden. Für den Schein ist von
der Rechtsabteilung des Kriegsamtes nachstehen-
des Muster bekanntgegeben:

Abkehrschein.

(§ 9 des Gesetzes über den vaterländischen
Hilfsdienst.)

Dem . . ., geboren am . . . der vom . . . bis
. . . bei mir in dem (Ort, Straße, Hausnummer)
belegenen Betriebe beschäftigt war., wird hiermit bescheinigt, daß er die Beschäftigung bei
mir mit meiner Zustimmung aufgegeben hat.
(Datum und Unterschrift.)

d. Geht die Auflösung des Dienstverhältnisses
nicht vom Arbeitgeber aus und hat dieser der
Auflösung durch den Arbeitnehmer nicht zuge-
stimmt, so kommt auch die Ausstellung des Ab-
kehrscheins nicht in Frage. Kein Apothekenvorstand darf jedoch einen Hilfsdienstpflichtigen in
Beschäftigung nehmen, der in einer zum Hilfsdienst gehörenden Stelle, also auch in einer Apotheke, beschäftigt ist oder in den letzten zwei
Wochen beschäftigt war, sofern er nicht einen
Abkehrschein bzw. die gleichwertige Bescheinigung des Ausschusses vorlegt. Daraus folgt, daß
ein Apothekenangestellter, der sein Dienstverhältnis gegen den Willen des bisherigen Arbeitgebers bzw. ohne wichtigen Grund auflöst, in den
nächsten zwei Wochen keine neue Stellung in
einer Apotheke antreten darf.

2. Meldepflicht. Von der Meldepflicht zur
Hilfsdienststammrolle sind ausgenommen alle Personen, die mindestens seit dem 1. März 1917 selbständig oder unselbständig im Hauptberuf als
Apotheker tätig sind. (Bundesratsverordnung
vom 1. März 1917.) Damit ist zugleich allgemein ausgesprochen, daß die Tätigkeit in Apotheken zum Hilfsdienst gehört. Weiter ist jedoch folgendes bestimmt:

Gibt ein von der Meldepflicht Befreiter seine
Tätigkeit auf oder wechselt er seine Beschäftigungsstelle, so hat er sich spätestens am dritten
darauf folgenden Werktag bei der von der Ortsbehörde öffentlich bekanntzugebenden Stelle per-
sönlich zu melden und die für die Ausfüllung der
Meldekarte erforderlichen Angaben zu machen.
Die Meldung hat am Wohnort, bei dessen Wech-
sel am neuen Wohnort zu erfolgen. Sie kann
auch schriftlich unter ordnungsmäßiger Ausfüllung der vorgeschriebenen Karte bis zu dem von
der Ortsbehörde bestimmten Zeitpunkte geschehen.

Außerdem hat der bisherige Arbeitgeber, wenn
ein von der Meldepflicht Befreiter seine Tätigkeit bei ihm aufgibt, dies spätestens am dritten
darauf folgenden Werktag dem zuständigen Ein-
berufungsausschusse mitzuteilen.

Gibt ein in die Nachweisung Aufgenommener
seine bisherige Tätigkeit auf oder wechselt er
seine Beschäftigungsstelle oder seine Wohnung,
so hat er dies spätestens am dritten darauffol-
genden Werktag dem zuständigen Einberufungs-
ausschusse unter Angabe der neuen Tätigkeit,
Beschäftigungsstelle oder Wohnung mitzuteilen.

3. Versicherungspflicht. Die Versicherungspflicht der im vaterländischen Hilfsdienst Be-
schäftigten ist durch eine besondere Bundesratsverordnung vom 24. Februar 1917 geregelt. Für
Apotheker wird dieselbe kaum praktische Bedeutung gewinnen. Höchstens käme folgendes in
Betracht:

Wer eine die Invaliden- und Hinterbliebenen-
versicherung begründende Beschäftigung vor
seinem Eintritt in den vaterländischen Hilfsdienst
nicht ausgeübt hat und auch nach dessen Beendigung voraussichtlich nicht ausüben wird, unterliegt wegen einer im vaterländischen Hilfsdienst
übernommenen, an sich versicherungspflichtigen
Beschäftigung der Versicherungspflicht nur dann,
wenn er binnen zwei Monaten von dem Arbeitgeber die Leistung von Beiträgen verlangt.

Ähnliches gilt hinsichtlich der Angestellten-
versicherung. Nach einer Bundesratsverordnung
vom 30. September 1916 sind Personen, die vor
dem gegenwärtigen Kriege eine an sich nach dem
Versicherungsgesetze für Angestellte versiche-
rungspflichtige Tätigkeit nicht ausgeübt haben
und auch nach Beendigung des Krieges voraussichtlich nicht ausüben werden, hinsichtlich einer
nur für die Dauer des Kriegszustandes angenom-
menen, an sich versicherungspflichtigen Beschäftigung n i c h t versicherungspflichtig nach dem
Versicherungsgesetze für Angestellte. Im übrigen unterliegen im Hilfsdienst tätige Angestellte
der Reichsversicherung in derselben Weise und
unter denselben Umständen wie andere Angestellte.

DRUCK VON K. S. HERMANN, BERLIN.